Rauch

———

Blut- und Säfte-Reinigung

Blut- und Säfte-Reinigung

Milde Ableitungskur

Von Med.-Rat Dr. Erich Rauch

Mit 16 Abbildungen, darunter 8 Farbtafeln von Otto Stefferl, Wien

19. Auflage

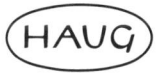

Karl F. Haug Verlag · Heidelberg

Die Deutsche Bibliothek — CIP-Einheitsaufnahme

Rauch, Erich:
Blut- und Säfte-Reinigung : milde Ableitungskur / von Erich
Rauch. — 19. Aufl. — Heidelberg : Haug, 1991
  (Ernährung und Diätetik)
  ISBN 3-7760-1138-6

© 1965 Karl F. Haug Verlag, Ulm/Donau

2. Auflage 1966 Ulm/Donau
3. Auflage 1968 — 18. Auflage 1988 Heidelberg
19. Auflage 1991
Titel-Nr. 2138 · ISBN 3-7760-1138-6

Umschlaggestaltung: Manfred Eickhoff, Speyer

Gesamtherstellung: Hohenloher Druck- und Verlagshaus, Gerabronn

Von diesem Buch ist folgende fremdsprachige Ausgabe erschienen: Niederländisch
(1976)

Inhalt

Geleitwort 7

Was ist Blut- und Säfte-Reinigung?..... 11

    Warum benötigt der Körper
    Blut- und Säfte-Reinigung?.......... 11

    Wie beurteilt man den
    Säftezustand?.................... 12

Was beeinflußt den
Säftezustand?..................... 12

    Welche Bedeutung besitzt die
    Blut- und Säfte-Reinigung heute?..... 13

    Blut- und Säfte-Reinigung — einst
    und jetzt........................ 14

Teil I: Grundlagen der Blut- und Säfte-Reinigung

Art u. Menge d. zirkulierenden Säfte.... 22

Säfte und Kreislauf................ 23

I. Die Säfte-Ernährung........... 27

    1. Die Lungen................ 27

    2. Der Verdauungsapparat...... 27

    3. Die Haut.................. 28

II. Die Säfte-(Selbst-)Reinigung..... 28

    1. Die Säftereinigung über den
       Verdauungsapparat......... 30

2. Die Säftereinigung über die
    Lungen................... 34

3. Die Säftereinigung über die
    Haut..................... 34

4. Die Säftereinigung über die
    Nieren................... 35

Zusammenfassung von Teil I.......... 36

Folgerungen...................... 37

Teil II: Wie Krankheiten entstehen
Krankheitsstadien sind Vergiftungsstadien der Säfte

Das stille Stadium................... 41

    1. Die vorgeburtlichen
       Schäden.................. 42

    2. Die versteckten Schäden von
       außen (maskierte exogene
       Intoxikationen)............ 44

    3. Die versteckten Schädigun-
       gen von innen (maskierte
       endogene Intoxikationen)
       (Selbstvergiftung oder
       Autointoxikation).......... 45

       a) Die Selbstvergiftung
          vom Darm............... 45

       b) Die Selbstvergiftung
          durch ungenügende Säfte-
          (Selbst-)Reinigung (Reten-
          tionsintoxikation).......... 47

       Die Notventile.............. 48

       c) Die Selbstvergiftung von
          anderen Streuherden........ 49

Das humorale Krankheitsstadium...... 50

    1. Die Ausscheidungs- oder
       Exkretionsphase nach
       RECKEWEG 50

    2. Die Antworts- oder
       Reaktionsphase nach
       RECKEWEG 51

    3. Die Verschlackungs-, Depo-
       sitions- oder die pseudostille
       Phase 52

Das zelluläre Krankheitsstadium....... 54

    1. Die Rückvergiftungs- oder
       Imprägnationsphase......... 54

    2. Die Entartungs- oder
       Degenerationsphase 55

    3. Die Krebsbildungs- oder
       Neoplasmaphase 55

Zusammenfassung der Krankheits-
stadien am Beispiel.................57

Teil III: Die Blut- und Säftebehandlung

Form I der Blut- und Säftebehandlung... 61

Einleitung der MILDEN ABLEITUNGSKUR
und der Mayr-Kur

    Die Vorkur.....................66

Durchführung der Vorkur.......... 67

    1. Berieselung d. Verdauungs-
       weges d. salinische Wässer.... 67

    2. Trockenbürsten............. 69

3. Wechselduschen 69
4. Die wahre Eßkultur 71
5. Regelung und Disziplinierung der Mahlzeiten 73
6. Entspannungspause vor dem
   Mittagessen 75
7. Zeitiges Schlafengehen mit
   Bauchwickel 76
8. Trinkkur 76
9. Verlauf und Fortsetzung
   der Vorkur 78
Schema der Vorkur 80
Die Entschlackungs- oder Darmreinigungskur nach F. X. MAYR 81
Die MILDE ABLEITUNGSKUR 84
   1. Die MILDE ABLEITUNGSDIÄT ... 87
   2. Die Heilmassage 89
   3. Das Rumpfreibebad nach
      Louis KUHNE 91
Das heiße Rumpfreibebad 96
   4. Das Reibesitzbad für Frauen
      (Frauenbad) n. Louis KUHNE.. 97
Das heiße Reibesitzbad für Frauen 100
   5. Das Reibesitzbad f. Männer
      (Männerbad) n. Louis KUHNE. 101
   6. Das kombinierte Reibebad 102
   7. Das Auslaugebad 103
   8. Der kleine und der große
      Marsch 104
   9. Luft-, Licht- und
      Sonnenbäder 107
  10. Neuraltherapie nach Huneke
      u. a. Ergänzungstherapien 108
Einschränkungen oder Verbote 111
      a) Die besonders gärungs-
         freudige Kost 111
      b) Der Bohnenkaffee 115
      c) Fleisch-, Fisch- und Wurst-
         waren 116
      d) Alkohol und Nikotin 117
Kurreaktionen 121
Kurausklang ...,,.............. 123
Charakteristische Fälle 123

Form II der Blut- und Säftebehandlung .. 126
Blut- und säftereinigende Be-
handlung akuter Erkrankungen 126
   1. Das Heilfasten 132
   2. Die Einlaufserie 133

3. Berieselung des Magen-
   Darm-Traktes durch salinische Wässer 136
4. Das ansteigende Bürsten-
   Halbbad 136
5. Die Wechseldusche oder
   Wechselabreibung 138
6. Das Rumpfreibebad nach
   Louis KUHNE 138
7. Das Reibesitzbad für Frauen
   nach Louis KUHNE 139
8. Die Serienwaschung nach
   Sebastian KNEIPP 140
9. Die Entgiftungsmassage von
   Laien ausgeführt 141
10. Die kalten Wickel 142
    a) Allgemeines 142
    b) Der Leibwickel nach
       PRIESSNITZ 143
    c) Brust-, Hals-, Gelenk-
       und andere Wickel 143
    d) Wadenwickel 144
    e) Lehm-, Heilerde-,
       Topfen-Wickel 144
Charakteristische Fälle 144

Seelische Einstellung zur Behandlung 149
Anhang
Wie man den Säftezustand erkennt 155
Die humoraldiagnostischen Zeichen 155
Die Färbungen der Haut 156
   1. Normalfarbe 156
   2. Blaß-weißliche
      Verfärbung 157
   3. Graufahl-schmutzig-
      graue Verfärbung 157
   4. Rot-blaurote Verfärbung 163
   5. Gelblich-grünliche
      Verfärbung 165
   6. Bräunlich-fleckige
      Verfärbung 166
   7. Mischformen 168
Oberflächenzeichen der Haut 168
Die Spannkraft-Stadien der Haut 169
Die Haare 169
Fingernägelzeichen 170
Zungenzeichen 171
Gerüche 172
Zusammenfassung 174

Geleitwort

Vor sieben Jahren erschien erstmals vom Verfasser der vorliegenden Schrift DIE DARMREINIGUNG NACH DR. F. X. MAYR, eine Broschüre, welche heute mit 40 000 Exemplaren, in 9. Auflage und in fremdsprachiger Übersetzung vorliegt[1]). Nachdem ich eingehend diese Broschüre und dazu die Arbeiten F. X. MAYRS studiert hatte, unterzog ich mich selbst einer dreiwöchigen MAYR-KUR unter Anleitung des Verfassers dieser Schrift. Nach einem Jahr wiederholte ich die Kur, einmal, weil sie außerordentlich gut ansprach und das hielt, was Dr. RAUCH niedergelegt hat, und ein andermal, um zu sehen, wie die Wiederholung der Kur, ebenso genau nach Vorschrift durchgeführt, erlebt wird. Heute bin ich nach allen theoretischen und praktischen Erfahrungen an mir selbst und an meinen Patienten ein überzeugter Befürworter der richtig durchgeführten MAYR-KUR.

Diese Darmreinigung nach MAYR stellt eine Blut- und Säftereinigungskur ohnegleichen dar. Da aber ihre ordnungsgemäße Durchführung leider nicht immer möglich ist, kommt den übrigen säftereinigenden Maßnahmen ebenfalls große Bedeutung zu. Besonders die von RAUCH erstmals beschriebene MILDE ABLEITUNGSKUR ist eine solche Blut- und Säftereinigungskur, eine milde aber durchaus wirkungsvolle Entschlackungskur, wie sie nach meinen Erfahrungen gerade der heutige Mensch benötigt, wenn er keine MAYR-KUR durchführen kann. Daher begrüße ich es besonders, daß RAUCH nun auf seine „DARMREINIGUNG" noch die „BLUT- und SÄFTE-REINIGUNG" folgen läßt, damit eine möglichst große Zahl Kranker, aber auch relativ Gesunder, die segensreichen Auswirkungen der beschriebenen Heilmethoden erleben kann.

Der Wissensschatz der alten Ärzte, die vielfach in Vergessenheit geratene Humoralmedizin oder Säftelehre, ist für die Heilkunde nach wie vor von größter Bedeutung. Es gelingt dem Verfasser, das Wesentlichste aus diesen Quellen hervorzuheben

---

[1]) Derzeit liegt bereits die 38. Auflage und außerdem weitere fremdsprachige Übersetzungen vor (Der Verlag).

und so darzustellen, daß neben dem Arzt auch der interessierte
Patient daraus großen Nutzen ziehen kann. Dies gilt auch von
den didaktisch klar gegliederten und mit viel Sorgfalt im Bild
festgehaltenen humoraldiagnostischen Zeichen. Bei der Auswahl
sogenannter blut- und säftereinigender Heilverfahren übt der
Verfasser weise Kritik und Beschränkung. Wahlloser Einsatz
verhindert den Erfolg. Nur richtige Anwendung solcher Methoden hat seit Jahrhunderten den erfahrenen Ärzten die guten
und außergewöhnlichen Erfolge in ihrer Praxis erbracht. RAUCH
schildert diese Methode derart, daß der Kranke sie mit Interesse, ja fast schon mit Vergnügen durchzuführen bereit ist, wodurch die Bemühungen des Arztes entscheidend unterstützt werden.

Wesentlich ist die Aufklärung über die schädlichen Auswirkungen eines übersteigerten Genusses von Nikotin, Alkohol,
Bohnenkaffee, aber auch von Süßigkeiten und Obst (!). Dan-
kenswert ist es auch, daß der Verfasser nicht nur rein körperliche, sondern auch die seelischen Zusammenhänge der Blut- und
Säftereinigung behandelt. Gerade die heutige Zeit ist besonders
reich an seelischen Überforderungen und Fehleinstellungen, so
daß das Schlußkapitel eine Grundlage des ganzen Buches geworden ist. Solche „Seelenreinigung", wie sie RAUCH be-
schreibt, sowie die Reinigung und das Im-Fluß-Hal-
ten des Blutes und der Säfte, vor allem der Lymphe, stellen Grundgebote wahrer Gesundung dar.
Daß diese Grundgebote bei modernen Therapien nicht immer
beachtet, oft übersehen, ja, daß sogar häufig dagegen verstoßen
wird, vor allem dort, wo nur einseitige und hochdosierte sogenannte Langzeit-Medikation betrieben wird, ist viel zu wenig
bekannt. Daher mache ich gerade jüngere Mütter im Interesse
ihrer Kinder auf die beschriebenen Heilmaßnahmen bei akuten
Krankheitszuständen aufmerksam. Vom Arzt richtig ausge-
wählt, erweisen sie sich fast immer schnell und überzeugend
hilfreich. Hier, wie überhaupt bei allen angeführten Heilweisen,
kommt es ohne — oder nahezu ohne — medikamentöse Anwendung, allerdings nur bei richtiger Mitarbeit des Patienten,
zu den beschriebenen Heilerfolgen.

Die BLUT- und SÄFTE-REINIGUNG ruft auch dem Arzt manches

bewährte Behandlungsverfahren der Humoralmedizin in Erinnerung zurück, damit er nicht die mühsame Sichtung der alltäglich auf ihn zukommenden neuen Medikamente auf Kosten der Anwendung der bewährten, einfachen und natürlichen Therapien durchführt. Echte Gesundheit ist noch immer nicht käuflich zu erwerben. Jeder muß sie sich selbst durch aktive Mitarbeit erarbeiten. Der Weg und die Aufklärung dazu sind in diesem Buch beschrieben. Ich wünsche dem Autor und seinen möglichst zahlreichen Lesern ein gutes Gelingen!

Professor Dr. med. Dr. phil. HANS MÜLLER

Titisee/Schwarzwald, November 1964

Was ist Blut- und Säfte-Reinigung?

Alle Krankheiten haben ihren Keim in Störungen des Blutes, mag dieses in seiner Zirkulation gestört oder in seiner Zusammensetzung verdorben sein.

SEBASTIAN KNEIPP

Blut- und Säfte-Reinigung ist das Hauptziel aller Heilverfahren, die eine ganzheitliche Gesundung, das heißt eine grundlegende Heilung des ganzen Menschen erstreben. Die Blut- und Säftebehandlung zielt mit Hilfe natürlicher Heilmaßnahmen auf Reinigung und Gesundung der Körpersäfte; dadurch kommt es zur Regeneration des gesamten Organismus und — wo überhaupt noch möglich — zur Heilung von Krankheiten.

Blut- und Säftebehandlung ist damit mehr als eine bloße Krankheitsbekämpfung.

Blut und Säfte reinigende Methoden sind in ihren Grundzügen so alt wie die Heilkunde selbst. Auf den Stand der heutigen Wissenschaft gebracht werden sie in letzter Zeit zunehmend angewendet. Alle naturgemäßen Heilverfahren, die sich gesundend auf den Blut- und Säftezustand auswirken, gehören dazu:

Heilfasten, strenge Diät- und Entschlackungskuren, Wasserheilkuren (KNEIPP, PRIESSNITZ, KUHNE), die SCHROTHKUR, Heilanwendungen von Licht, Luft, Bädern, heilenden Erden (Moor, Schlamm, Lehm, Sand usw.), Bewegungs- und Terrainkuren. Die Darmreinigung nach F. X. MAYR mit ihren Abstufungen vom Fasten bis zur diätetischen Schon- und Säuberungskur sowie die daraus entstandene MILDE ABLEITUNGSKUR sind besonders hervorzuheben: sie wirken am erfolgreichsten auf das Verdauungssystem ein, und somit auf das wichtigste Blutreinigungssystem.

WARUM BENÖTIGT DER KÖRPER BLUT- UND SÄFTE-REINIGUNG?

Weil der Körper zu zwei Dritteln aus Flüssigkeit besteht; weil die fluktuierenden Substanzen leichter und rascher verän-

derungen (Verbrauchs- und Überalterungserscheinungen) unter-
liegen als die festen Substanzen; weil der variable, leicht
„schlecht" werdende Zustand der Körpersäfte den Zustand der
übrigen Körperteile in Mitleidenschaft zieht; und weil die
Krankheiten in ihrer Entwicklung sich zunächst im Blut-Säfte-
Bereich abspielen (humorales Krankheitsstadium) und erst später, in fortschreitendem Verlauf, auf den Zellbereich übergrei-
fen (zelluläres Krankheitsstadium). In beiden Stadien ist echte
Heilung nur mit Gesundung der Säfte möglich.

WIE BEURTEILT MAN DEN SÄFTEZUSTAND?

Abnorme Veränderungen der Körpersäfte treten bei krankhaften Zuständen augenscheinlich hervor. Die Säfte beim Gesunden sind vergleichsweise gesagt wie Bergbäche, rein, klar,
sprudelnd voll Leben. Beim Kranken sind sie aber vielfach trä-
ger, stellenweise wie brackige Lagunen, abgestanden, trübe und
verunreinigt. Dementsprechend zeigt sich die Färbung der Haut,
besonders im Gesicht: frisch-rosig bei dem (Säfte)-Gesunden;
aschgrau, leichenblaß, hochrot, gelb- oder grünstichig, wachs-
farben oder blaurot-gedunsen bei den „Halbkranken" und
Kranken. So trägt jeder die Visitenkarte seines Säftezustandes
im Gesicht (S. 156).

WAS BEEINFLUSST DEN SÄFTEZUSTAND?

Die Qualität von Blut und Säften richtet sich in erster Linie
nach der Beschaffenheit der Verdauungssäfte, so wie sich die
Qualität des Trinkwassers nach der Beschaffenheit des Waldbodens und Grundwassers richtet. Daher sagten schon die alten
Ärzte:

*Wie der Darmsaft beschaffen ist, so ist das Blut, wie das Blut
beschaffen ist, so ist das Gewebe (Qualis chylus . . . S. 28).*

Jede Verdauungsstörung, gleich ob sie von Magen, Darm, Leber usw. herrührt, gleich ob sie Beschwerden verursacht oder
nicht, verschlechtert den Zustand des Darmsaftes. Dieser ver-

schlechtert wieder den Zustand von Blut und Lymphe, was sich entsprechend auf die Organe auswirkt. Daher erklärte schon L. KUHNE:

Die Verdauungsstörung ist die Mutter aller Krankheiten.

WELCHE BEDEUTUNG BESITZT DIE BLUT- UND SÄFTE-REINIGUNG HEUTE?

Je mehr die toxische Gesamtsituation des Menschen steigt, das heißt, je mehr unser Leben durch Fremd- und Giftstoffe belastet wird (Luftverpestung, chemische Nahrungsveränderung, saurer Regen, Genuß-, Suchtmittel, Drogen usw.), desto dringender benötigen wir von Zeit zu Zeit eine Entgiftung des Organismus. Diese kann teilweise durch klug genützte Wander- oder Bäderurlaube erzielt werden, reicht aber in der Mehrzahl der Fälle nicht mehr aus. Das wird sofort klar, wenn man von Serienuntersuchungen die elende gesundheitliche Durchschnittsverfassung des heutigen Zivilisationsmenschen kennt. Aus diesem Grunde steigt ständig die Zahl jener Menschen, die sich regelmäßig zu einer Säftereinigungskur begeben; und daher wird auch die Zeit kommen, in der sich jeder intelligente Mensch regelmäßig — noch bevor er erkrankt — einer Reinigungskur unterziehen wird; und dies mit mindest derselben Vorsorge und Selbstverständlichkeit, mit der er heute nur sein Auto — aber nicht sich selbst! — von einem „Service" überholen läßt.

Vielleicht wird sogar noch einmal die Zeit kommen, in der man von Blut- und Säftereinigung etwas in der Schule lernen wird. Schließlich dient die Schule zum Erlernen der wichtigsten Kenntnisse für das Leben. Die Erhaltung und Wiedergewinnung der Gesundheit mittels natürlicher Heilmaßnahmen gehört aber gerade heute, im Zeitalter der Medikamente, mit zum Wichtigsten was der Mensch wissen sollte, um möglichst wenig giftbelastet, möglichst gesund, froh und unbehindert seine Lebensaufgaben meistern zu können.

Blut- und Säfte-Reinigung — einst und jetzt

Vor etwa 2¹/₂ Jahrtausenden lebte in Griechenland HIPPO-
KRATES, genannt „Vater der Medizin". Er verknüpfte bewährtes
medizinisches Wissen seiner Zeit mit eigenen Erfahrungen zu
Erkenntnissen, die auch heute noch in vielem wegweisend sind.

HIPPOKRATES gilt als Begründer der Säftelehre. Nach dieser
Lehre hängt die Gesundheit des Menschen in erster Linie von
der Beschaffenheit seiner Körpersäfte ab. Harmonie und Reinheit dieser Säfte gewährleisten eine gute Gesundheit; Disharmo-
nie, Unreinheit, fehlerhafte Zusammensetzung führe hingegen
zu Krankheit. HIPPOKRATES lehrt, daß verschiedene Krankheiten
zwar verschiedene Symptome zeigen, daß ihnen aber immer nur
eine tiefere Ursache zugrunde liege: Ein schlechter Zustand der
Säfte. Und dieser schlechte Säftezustand sei zumindest die Folge einer *fehlerhaften Ernährungs- und Lebensweise.*

Erst heute, im 20. Jahrhundert, findet die Ernährungs- und
Lebensweise des Menschen in der Heilkunde wieder gesteigerte
Beachtung. Jedoch der Kranke und der Scheingesunde der heutigen Zeit sind meist schon so in ungesunde Gewohnheiten und
„Verpflichtungen" verstrickt, daß sie sich nur ungern zu einer
heilsamen Neuordnung bereitfinden. Sie flüchten lieber in eine
medikamentöse Behandlung mit der Hoffnung, dadurch gesund
zu werden, ohne gleichzeitig ihre Fehler abstellen zu müssen.
Und daher erwarten auch Millionen Menschen — allerdings vergeblich — vom Medikament allein ihr Heil. Selbst so einfache
und bewährte Anordnungen wie: Einschränkung im undiszipli-
nierten, unmäßigen Essen, im großen Süßigkeitenverzehr, im
vielen Rauchen und Kaffeetrinken, finden in der Mehrzahl der
Fälle taube Ohren und dies so lange, bis ärgste Krankheitsnot
alle Bequemlichkeit oder Willensschwäche überwinden lassen.

So ist es nicht erst seit heute. Sogar von Kaiserin MARIA THE-
RESIA, einer der lebensklügsten Frauengestalten der Geschichte,
wird berichtet, daß sie ihrem Leibarzt VAN SWIETEN keine gehor-
same Patientin war. Alle Mahnungen, bescheidener zu essen,
hatten wenig Erfolg. Dabei ging es der Kaiserin fortlaufend
schlechter.

Da ließ sich der Arzt bei einem Festmahl einen Kübel bringen und warf in diesen von jeder Speise und jedem Getränk soviel hinein, als die Kaiserin zu sich nahm. In später Nachtstunde endlich fragte sie ihn, was er da mache. Da nahm VAN SWIETEN den Kübel, in dem sich aus Suppe, Fisch- und Fleischteilen, Soßen, Gewürztem, Torten, Schlagrahm und Getränken bereits eine widerwärtige Brühe gebildet hatte, und hielt ihn der erstaunten Kaiserin unter die Nase: „Um zu zeigen, wie es in Eurer Majestät Magen jetzt aussieht!"

Da verstand die Kaiserin: Eine so zersetzte Brühe im Leib ist eine Krankheitsquelle. Sie vergiftet das Blut, verdirbt die übrigen Säfte und erzeugt Leiden. MARIA THERESIA befolgte ab nun alle Vorschriften und wurde wieder gesund. —

Die Säfte, so lehre HIPPOKRATES, ergänzen sich fortlaufend aus der Nahrung. Sie sind durch Änderung von Menge und Art der Nahrung am leichtesten zu beeinflussen. Daher läßt er fasten und Diät halten. Daneben wendet er andere säftereinigende und giftableitende Verfahren an, wie Schwitzen, Purgieren, Wasser-, Bädertherapien, Aderlassen usw.

Auch die meisten Nachfolger des HIPPOKRATES heilten mit Blut und Säfte reinigenden Methoden. So lehrt CELSUS (um Chr. Geb.), daß das durch „Säfteverderbnis" veränderte Blut dunkler und dickflüssiger sei, daß es durch Aderlaß entleert und durch Diät erneuert werden müsse. Auch GALENUS (131—201), der durch Jahrhunderte die Heilkunst beeinflußte, wendete Methoden der Blut- und Säftereinigung an, wie Harn und Schweiß treibende Mittel, Aderlaß, Darmentleerung und Diät.

PARACELSUS (1494—1541) wieder, der berühmteste Arzt des abendländischen Mittelalters, sah in der „Dyskrasie", das heißt in der fehlerhaften Säftebeschaffenheit ein Grundübel, das er mit Diät und „anti-dyskratischen" Mitteln bekämpfte. Viele Krankheiten, Gicht, Rheumatismus, Steinkrankheiten, Verkalkung u. a. entstünden so, wie aus dem Weine der Weinstein: Aus schlechten Säften würden Niederschläge ausgefällt und in die Gewebe abgelagert. Heute bezeichnet man diesen Vorgang als Verschlackung.

Die Lehre und die Behandlung der Körpersäfte (Humoralmedizin) erhielt später nahezu den Todesstoß, als der Anatom

VIRCHOW (1821—1902) seine Zellularmedizin verbreitete: Nach dieser soll nur den neu entdeckten Körperzellen gesundheitsentscheidende Bedeutung zukommen, nicht aber den Säften. Heute aber wissen wir, daß diese Betrachtungsweise gefährlich einseitig ist; denn: Ohne Zellen und Organe, welche die Säfte bilden und bewegen, gibt es wohl keinen Säftestrom, aber umgekehrt: Ohne Säfte gibt es keinen Stoffwechsel, kein Zell- und Organleben. Über den Säftestrom werden alle Organe ernährt, daher hängen diese in ihrem Wohl und Wehe auch vom Zustand der Säfte ab. Macht man die Säfte gesund, so werden es — falls noch möglich — auch die Organe; werden aber die Säfte krank, so erkranken schließlich auch die Organe.

Trotz dieser Zusammenhänge überwiegt heute noch das Erbe VIRCHOWS: Die Auffassung von Gesundheit und Krankheit sowie so manche moderne Therapie bewegen sich vorwiegend in zellularmedizinischen Geleisen. Daher wird auch heute noch so oft nur das erkrankte Organ, etwa nur der Magen, die Gallenblase oder das Herz behandelt, und nicht der ganze erkrankte Mensch; und daher werden so selten die hilfreichen Möglichkeiten einer gleichzeitigen Blut- und Säftebehandlung angewendet, obwohl gerade sie auf den ganzen Menschen einwirken und die Erfolgsaussicht entscheidend verbessern können. Was aber eine

Blut- und Säftebehandlung bei akuten Erkrankungen

allein schon zu leisten imstande sein kann, das sei an Hand eines lehrreichen Falles kurz beleuchtet:

Ein zehnjähriger Knabe lag mit schwerster Diphtherie todkrank darnieder. Sein Gesicht war bläulich verfärbt, gedunsen, mit kaltem Schweiß bedeckt, sein Hals dick geschwollen, das Bewußtsein getrübt. Der Facharzt hatte bereits sein Bestes getan, jedoch vergeblich. Schließlich erklärte er den Zustand für hoffnungslos. Da wandten sich die verzweifelten Eltern noch an einen anderen Arzt, der sofort mit Entgiftungsmaßnahmen begann und diese pausenlos fortsetzte: Einlauf, Schwitzpackung und kaltes Rumpffreibebad folgten ununterbrochen aufeinander in mehrfacher Wiederholung, bis der Patient große Schleimfetzen mit Belag ausspie und reichlich Stuhl ausschied, wobei die

Temperatur noch am gleichen Tag von 40 auf 37 Grad abfiel. Nach kurzer Zeit war der Junge wieder gesund[1]).

Die Blut- und Säftebehandlung bei chronischen Erkrankungen steht in ihrer Wirkung nicht hinter der Behandlung akuter Fälle zurück. Daß allerdings chronische Prozesse — falls noch heilbar — längere Behandlungszeit benötigen als akute, liegt in der Natur ihrer Entstehung. Die Blut- und Säftebehandlung kann aber auch bei chronischen Fällen noch oftmals zur Heilung führen, wenn bereits alle anderen Therapien versagt haben (siehe Fälle S. 123). Darüber hinaus ist sie ein Vorbeugungsmittel, das die Lebens- und Schaffenskraft aktiviert.

Trotz aller Vorzüge muß aber festgestellt werden: Die Blut- und Säftebehandlung ist eine Individualtherapie. Sie ist keine Therapie für die Masse und keine Therapie für jedermann. Die Säftebehandlung verlangt vom Patienten mehr Mitarbeit und mehr Disziplin als jede andere Behandlungsart. Aber gerade das hier not-wendige Mithelfen an der eigenen Gesundung, der Einsatz sonst brachliegender körperlicher und seelisch-geistiger Kräfte ruft Heilergebnisse hervor, die häufig durch keine andere Therapie sonst erreichbar sind.

Jede einzelne Mühe, jede gelungene Selbstbeherrschung gewinnt dadurch ihren Sinn und wird mit dem Erfolg zu einer Quelle der Freude.

Die Blut- und Säftebehandlung ist im III. Teil dieses Buches beschrieben. Wer schon mit einer solchen Behandlung begonnen hat, sollte zunächst diesen praktischen Teil studieren (S. 59). Der jetzt nachfolgende I. und II. Teil ermöglicht wieder ein besseres Verständnis für die verordneten Heilmaßnahmen.

---

[1]) ROSENDORFF, A.: Neue Erkenntnisse der Naturheilbehandlung aus fünfzigjähriger Praxis. Turm Verlag, Bietigheim/Württ. 1961.

TEIL I

Grundlagen der Blut- und Säfte-Reinigung

Der menschliche Körper besteht zu zwei Dritteln aus Flüssigkeit. Ein Flüssigkeitsteil ist an die Zelle gebunden, der andere
Teil, wie Blut, Lymphe und Drüsensäfte, ist außerhalb der Zellen und durchströmt den Organismus. Beide Saftanteile bestimmen so maßgeblich das Aussehen des Menschen, daß unverbil-
dete Beobachter seit jeher den gesunden Körper als „frisch und
saftig" bezeichnet haben.

Entsprechend ihrer verschiedenen Aufgaben zeigen die fließenden Saftanteile, die Körpersäfte, unterschiedliche Zusammensetzung. Die hellroten, dunkelroten, milchigen, farblosen,
schwarzgrünen und anders gefärbten Säfte stehen miteinander
in engem Zusammenhang. Sie leben auch mit der Zellflüssig-
keit, die von ihnen Stoffe empfängt und an sie Stoffe abgibt, in
beständigem Austausch. Jede gröbere Veränderung einer Saftart
führt daher zu Veränderungen der übrigen Säfte und auch zu
entsprechenden Auswirkungen auf die Organe.

Die Säfte des menschlichen Organismus können in der
Quantität und in der Qualität Veränderungen erleiden. Abnorme Verminderung, wie durch Blutverlust, oder abnorme Ver-
mehrung, wie bei Wassersucht, sind seltener als Veränderungen
in der Qualität: Hierbei gibt es Fehlmischungen, wie die Überflutung des Blutes mit Galle bei Gelbsucht; oder Mangelzustän-
de, wie die Blutarmut durch Eisenmangel; oder Vergiftungen,
wie die akute Blutvergiftung von einem Eiterherd oder die chronische Selbstvergiftung aus einem kranken Darm; weiters gibt
es Vergiftungen der Säfte von außen, wie durch Mikroben,
Überkonsum von Kaffee, Alkohol, Nikotin, Suchtmittel, Drogen usw.

Beide Veränderungen im Zustand der Säfte, die
quantitativen und die qualitativen, stellen die
Grundlage der Säftelehre und den Angriffspunkt
der Säftebehandlung dar. Diese Veränderungen wurden
von den alten Ärzten als Dyskrasie, d. h. Blut- und Säfteentmi-
schung oder Säfteverderbnis bezeichnet. Heute wissen wir, daß
Gifte und sonstige Schädigungsfaktoren, die auf den Menschen
einwirken, sich besonders über die Blut- und Säftebahn ausbrei-
ten; wir wissen, daß sie den Säftezustand beeinträchtigen; und
wir wissen, daß sie Zellen und Organe in Mitleidenschaft zie-

hen. Daher müssen Organkrankheiten auftreten, wenn die Säfte dauernd „dyskratisch", also gifthaltig oder sonstwie krankhaft verändert sind. Umgekehrt wissen wir auch, wie rasch der Säftezustand minderwertig wird, wenn wichtige Organe, vor allem Verdauungsorgane, fehlerhaft arbeiten, womit sich ein Teufelskreis schließt.

Die enge Wechselwirkung von Säften und Organen bewirkt, daß es — genau genommen — keine isolierte oder lokalisierte Erkrankung, keine Erkrankung eines Einzelorgans für sich allein geben kann. So ist eine Migräne niemals nur eine Gefäßstörung, eine Ischiasentzündung niemals bloß eine Erkrankung des Ischiasnervs allein, eine Mandelentzündung niemals nur eine Erkrankung der Tonsillen usw. Immer sind auch andere Systeme, mit Sicherheit auch die Säfte, primär oder sekundär mit beteiligt. Man darf daher festhalten:

Jede Therapie, die sich nur um das scheinbar allein erkrankte Organ bekümmert, etwa nur um den schmerzenden Kopf, den quälenden Nerv oder die geschwollenen Mandeln, ist einseitig; sie hat geringere Erfolgsaussichten als die Behandlung, die auch die Hintergründe der Störung und damit auch den Zustand der mitbeteiligten Säfte zu verbessern strebt. D e r   B l u t -
u n d   S ä f t e z u s t a n d   l ä ß t   s i c h   a b e r   n u r   b e s c h r ä n k t
d u r c h   M e d i k a m e n t e   v e r b e s s e r n ! Dies kommt daher, weil die häufigsten Belastungs- und Vergiftungsquellen der Säfte von der fehlerhaften Ernährungs- und Lebensweise des Kranken herrühren. Somit besteht die wirkungsvollste Säftetherapie vor allem in einer Neuorientierung der Ernährungs- und Lebensweise, wie sie am besten durch die Darmreinigungskur oder ABLEITUNGSKUR (siehe später!) eingeleitet wird.

Art und Menge der zirkulierenden Säfte

Der Mensch besitzt zwei Hauptgruppen von zirkulierenden Säften:
1. die in Gefäßsystemen kreisenden Säfte, nämlich durchschnittlich
   5 Liter Blut und
   2 Liter Lymphe, sowie

2. die ohne Gefäßsystem kreisenden Säfte, von denen der Körper innerhalb von 24 Stunden in Umlauf setzt:

1,5 Liter Speichel
2,5 Liter Magensaft
0,5—1,5 Liter Galle
0,7 Liter Bauchspeichel
3 Liter Darmdrüsensaft[1]).

Das sind rund 9 Liter Flüssigkeit! Sie werden von den Verdauungsdrüsen aus Blut und Lymphe gebildet, fließen in den Darmtrakt und von hier, soweit sie nicht mit dem Stuhl abgehen, wieder in den Blut- und Lymphstrom und zu den Drüsen zurück (siehe Abb. 2, S. 31). So befinden sich beide Saftarten im beständigen Kreislauf durch den Organismus, wobei ihre Verluste laufend neu ersetzt werden.

Das lösende Minimum der Säfte ist das Wasser. Davon scheidet der Mensch in unseren Zonen — Schwerarbeiter ausgenommen — täglich rund 2—3 Liter aus: 1— $1^1/_2$ Liter mit dem Harn, der Rest mit dem Dunst und Schweiß durch die Haut, mit dem ausgeatmeten Dunst durch die Lungen und mit der Entleerung des Darmes. Dieses abgegebene Wasser wird alltäglich durch Getränke und Speisen neu ersetzt. Auch die Zellgebilde der Säfte, wie rote und weiße Blutkörperchen, verfügen nur über kurze Lebensdauer und müssen schon bald in ihr Grab (Milz) getragen werden. Unaufhörlich liefern Blut- und Lymphbildungsstätten neuen Ersatz nach.

Die ständige Ausscheidung, Verbrauch und Erneuerung der Körpersäfte in Menge und Zusammensetzung ist ein wesentlicher Teil ihrer sich unentwegt vollziehenden Regeneration. Diese Säfteregeneration ist eine Grundlage der Gesundheit.

SÄFTE UND KREISLAUF

Das Blut fließt in seinen Gefäßen nicht so wie das Wasser in undurchlässigen Rohren, sondern durchströmt als belebte Flüs-

[1]) Wir folgen hier den Angaben von SALMANOFF, A.: Geheimnisvolle Weisheit des Leibes. Karl F. Haug Verlag, Ulm/Donau 1961.

sigkeit den ganzen Organismus und lebt mit diesem in innigem Zusammenhang. Es ist der Golfstrom des Körpers, der für gleichmäßige Durchwärmung aller Teile sorgt; es ist die Transportstraße und der Transporteur für Sauerstoff, Kohlensäure, Aminosäuren, Peptide, Glukosen, Fettsäuren, Vitamine, Spurenelemente, Elektrolyte und alle anderen lebenswichtigen Stoffe; es ist der Ernährer aller Gewebe und vor allem: es ist ein lebendiges Organ, eine Einheit, die mit allen Zellen und Organen in enger Wechselwirkung steht.

Auch der Lymphe, dem „weißen Blut", kommt die Funktion eines lebendigen Organs zu. Beide Saftarten, die Muttersubstanzen der Körperflüssigkeiten, können ihren Aufgaben nur nachkommen, wenn sie ständig den Körper durchfließen. Nur zirkulierende Säfteströme können die rund 40 Billionen Zellen, die der menschliche Körper besitzt, fortwährend „bedienen". Den Organismus durchzieht für diesen Zweck ein Gefäßnetz von unvorstellbarer Ausdehnung und Dichte. Es stellt das Wasserleitungs- und Kanalisationsnetz jeder Großstadt in den Schatten! Allein die Gesamtlänge der Blutkapillaren, der feinsten haardünnen Blutgefäße, beträgt beim Menschen rund 100 000 Kilometer!

Zum Verständnis später angeführter Heilmaßnahmen sei betont, daß gesunde Gefäße, insbesondere Kapillaren, sich selbsttätig verengen und erweitern können, wodurch sie sich den jeweiligen Anforderungen an die Blutverteilung im Körper anpassen. Sie reagieren auf Hitze und Kälte, Wachen und Schlafen, Arbeit und Ruhe. Sie drosseln in ruhenden Organen den Blutzustrom und steigern ihn, wo Blutzustrom nötig ist, um höhere Leistungen zu ermöglichen, denn:

Besser durchblutete Organe bringen bessere Leistung![1]

Besser durchblutete Herzgefäße steigern die Herzleistung!

Besser durchblutete Hirngefäße steigern die Hirnleistung!

Besser durchblutete Muskeln steigern die Muskelleistung! usf.

---

[1] Die Reaktionsfähigkeit der Kapillaren läßt sich durch Trockenbürsten, Wechselduschen, Reibebäder u. a. (siehe S. 69 ff.) deutlich steigern.

Solche verbesserte Durchblutung bewirken alle Kreislauf-motoren miteinander. Diese sind:

1. Das Herz;
2. Die Arterien, die das Blut durch elastisches Mitschwingen ihrer Muskelwand weitertreiben;
3. das Kapillarnetz, das durch ständiges Verändern seines Volumens das Blut aus der Peripherie zum Herzen hinbe-wegt („peripheres Herz des Kreislaufs")[1];
4. der Verdauungsmotor: Durch seine Eigenbewegung (Pe-ristaltik) verengt und erweitert der Verdauungstrakt seine Blut- und Lymphgefäße, die rhythmisch entleert und nachge-füllt werden. Der Verdauungsmotor ist das Herz des Lymph-stromes und die Pumpe des Pfortaderblutes!

Hierzu sei sogleich festgehalten: Beim modernen Zivilisationsmenschen findet man fast allgemein verbreitet eine Erschlaffung des Verdauungstraktes und damit eine Schwäche des Verdauungsmotors. Diese bewirkt jene Zirkulationsstörungen, die durch Absacken größerer Blut- und Lymphmengen in den Bauchraum verursacht werden. Bei jeder schwachen Verdauungstätigkeit stauen sich größere Säfteanteile im Bauch, wodurch der übrige Körper unter verminderter Säfteversorgung leidet. Blut-Unterdruck, Schwindel, Kopfleere, Konzentrations-schwäche, Gähnbedürfnis, Vergeßlichkeit, Müdigkeit, Frieren, Völlegefühl, auf-getriebener Leib usw. sind die Folge. Daher sagten schon die alten Römer, daß mit vollem Bauch nicht gut zu studieren sei. Diese Völle tritt nur bei geschwächtem Verdauungsmotor auf.

5. Der Atmungsmotor: Das Zwerchfell bewegt sich 20 000 bis 24 000 mal im Tag. Seine Auf- und Abwärtsbewegung erzeugt im Bauch- und Brustraum rhythmische Druckschwankungen, welche die Blut- und Lymphzirkulation unterstützen.

Breiten Volksschichten ist heute der Satz bekannt:

Du bist so jung wie deine Gefäße!

Da aber die Gefäße allein nicht die Güte der Zirkulation be-stimmen, sollte es richtig heißen:
Du bist so jung wie dein Kreislaufsystem! Dies be-deutet: Du bist so frisch oder so müde, so gut gelaunt oder

---

[1] Die Reaktionsfähigkeit der Kapillaren läßt sich durch Trockenbürsten, Wechsel-duschen, Reibebäder u. a. (siehe S. 69 ff.) deutlich steigern.

so mißgestimmt, so gesund oder so krank, so jung oder so alt, wie es dein Kreislauf ist.

Die Güte dieses Kreislaufs hängt nach der bisherigen Darstellung von fünf Faktoren ab:

Abb. 1: Die Kreislaufmotoren

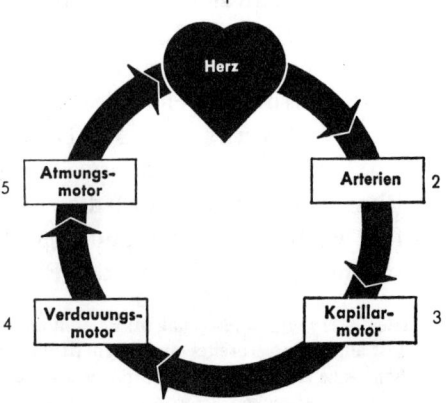

Doch der letzte Faktor fehlt noch: Besonders maßgeblich sind es nämlich die zirkulierenden Säfte selbst, die den Kreislauf beeinflussen; es ist nicht gleichgültig, ob sie verdickt oder dünnfließend sind, und ob sie ihre Stoffwechselleistung gegenüber den Kreislaufmotoren gut oder mangelhaft verrichten. Schließlich werden ja alle „Herzen des Kreislaufs" nur über die Säfte beatmet und ernährt und nur über diese von ihren Abfallstoffen und Einlagerungen befreit, so daß sie vor der „Austapezierung" mit Cholesterin und Kalk, vor der Verkalkung und vor anderen Schädigungen bewahrt bleiben. Da die Säfte selbst den Zustand der Kreislaufmotoren maßgeblich beeinflussen, können wir jetzt schon auf eine Voraussetzung von Gesundheit, Krankheit, Altern und Tod hinblickend, gemeinsam mit den alten Ärzten feststellen:

Du bist so jung und so gesund, wie es dein Blut und deine Körpersäfte sind!

So erhebt sich nur mehr die Frage, welche Faktoren den Zustand des Blutes und der Körpersäfte bestimmen. Die Antwort ergibt sich aus der Betrachtung der Säfte-Ernährung und der Säfte-(Selbst-)Reinigung.

I. Die Säfte-Ernährung

> *Gott hat jedem bei der Geburt ein be-*
> *stimmtes Maß an Speise und Trank zuge-*
> *teilt; wer nur wenig zur Zeit genießt, zehrt*
> *lange daran, wer aber viel verbraucht,*
> *kommt früh zum Ende damit.*
>
> ARABISCHES SPRICHWORT

Als Säfte-Ernährung bezeichnen wir die Versorgung der Körpersäfte mit allen lebenswichtigen Stoffen, wie Sauerstoff, Nährstoff, Wasser, Mineralien usw. Die Säfte-Ernährung wird von den Lungen, dem Verdauungsapparat und der Haut bewerkstelligt.

1. Die Lungen:

Sie verarbeiten in 24 Stunden 120 000 Liter Luft und beliefern das Blut mit Sauerstoff. PARACELSUS sagte: „Die Luft ist die eine Speise des Menschen, der Himmel die andere, die Erde die dritte, das Wasser die vierte. Aus ihnen wird der Mensch erhalten, denn in ihnen wächst ihm seine Nahrung und was ihm Not tut."

2. Der Verdauungsapparat:

Dieser wandelt die genossenen Speisen und Getränke in körperbrauchbare Substanzen um. Der Mensch lebt daher — genaugenommen — nicht von dem, was er ißt, sondern nur von dem, was sein Verdauungsapparat aus der genossenen Nahrung umgewandelt hat. F. X. MAYR bezeichnet den Verdauungstrakt daher als „Gemeinschaftsküche aller Körperzellen". Es ist die Leistung der Verdauungsorgane, von der es abhängt, ob Blut und Lymphe mit hochwertigen oder minderwertigen Nährstoffen versorgt werden. Der Verdauungsprozeß ist somit der für den Zustand der Säfte verantwortliche Anfang. Im Darmtrakt beginnen mit den einmündenden Verdauungssäften (Speichel, Magensaft usw.) die Quellen und Zuflüsse der zirkulierenden Säfte zu fließen. Hier wird der Darmsaft mit Speisebrei (Chymus) zur Darmlymphe (Chylus) gewandelt und die Lymphflüssigkeit gebildet; und hier wird das Blut des Pfortadersystems mit Nahrungsstoffen beladen und weiter gepumpt. Wie in der Pflanze der nährende Saft von den Wurzeln bis in

die höchsten Wipfel strömt, so fließen die nährstoffhaltigen Säfte
des Menschen vom Verdauungsapparat bis zu seinen entferntesten
Zellen.

Die Schlüsselstellung der Verdauungstätigkeit für den Zu-
stand der Säfte und damit des ganzen Organismus war schon
den alten Ärzten bekannt. Daher beginnt auch HUFELAND (1797)
seine berühmten Lebensregeln mit folgendem ersten Lehrsatz:
Nicht das, was wir essen, sondern nur das, was
wir verdauen, kommt uns zugute.
Und BOERHAAVE (1740) zeigt die gesamten Zusammenhänge von
Nahrung, Verdauung und Säftezustand mit seinem klassischen
Lehrsatz auf:
Wie die Speise beschaffen ist, so ist der Darm-
saft; wie der Darmsaft beschaffen ist, so ist das
Blut; wie das Blut beschaffen ist, so ist das
Fleisch.
(Qualis cibus, talis chylus; qualis chylus, talis sanguis; qualis
sanguis, talis caro.)

3. Die Haut:

Sie leitet Licht, andere Strahlen, Wärme und Kälte nach
dem Körperinneren und kann verschiedenste Stoffe von außen
aufnehmen.

Der Säftestrom führt Sauerstoff und Nährstoffe an jede Zelle heran; er beliefert und „verköstigt" sie und ermöglicht dadurch alle Leistungen des Menschen: So werden chemische Ver-
bindungen auf- und abgebaut, Drüsensäfte, Hormone, Fermen-
te, Abwehr- und Entgiftungssubstanzen gebildet, Zellen und
Gewebe geschaffen; ebenso werden die übrigen Leistungen der
Organe und des Organismus, die Denk- und Gedächtnisleistung,
die Funktionen von Nerven, Sinnesorganen, Herz u. a. ermöglicht. Damit ist erst die eine Aufgabe der Säfte beschrieben.
Die zweite ist:

II. Die Säfte-(Selbst-)Reinigung

Bei jeder Stoffwechseltätigkeit, Zell- und Organarbeit entstehen Verbrennungsrückstände. Dieser Abfall, wie Kohlensäure

und — vergleichsweise gesprochen — der „Urin", „Schweiß",
und „Stuhl", den jede einzelne Zelle als Schlacke von sich gibt,
gelangt in die Säfte zum Abtransport. Damit kommen wir zu einer für die Säftebehandlung entscheidenden Tatsache:

Die zirkulierenden Blut- und Säfteströme sind
nicht nur die Ernährer, sondern gleichzeitig die
Entgifter, oder die entgiftenden Abwässer für jede
einzelne Zelle. Ohne diese ständige Organ- und Ge-
webeentgiftung wäre kein Leben möglich. Die Zellen würden in ihren eigenen Ausscheidungen erstik-
ken!

Die roten Blutkörperchen binden Kohlensäure an sich und
transportieren sie ab; die weißen Blutkörperchen nehmen Gift-
und Fremdstoffe fest und führen sie ab; das Blutwasser entfal-
tet bakterienwidrige Eigenschaften, bindet Gifte an sich und
schwemmt sie weiter; und jeder Schlackenanfall, wie ihn die
Leistungen der Organe zwangsläufig erzeugt, wird vom Säftestrom erfaßt, unschädlich gemacht, weitergetragen und den
Ausscheidungsorganen übergeben.

Das ist aber noch nicht alles!

Von den 40 Billionen Zellen, die der Körper besitzt, ist jeweils etwa ein Viertel jung, d. h. in Entwicklung begriffen, zwei
Viertel sind voll entwickelt und leistungsfähig, während das
letzte Viertel überaltert ist und dem Absterben entgegengeht. Es
müssen daher Tag für Tag Millionen Zell-Leichen, verbrauchte
Protoplasma- und andere Gewebeteile, Kerntrümmer und Ei-
weißabbauprodukte, die aus diesen Mikrokadavern entstehen,
abtransportiert werden. Darüber hinaus bilden sich bei Zell-
erkrankungen und unphysiologischem Zelltod ungemein giftige
Eiweißkörper, toxische Proteide, die ebenfalls so rasch als möglich unschädlich gemacht und weggeschafft werden müssen.
Gelingt dieser Abtransport durch die Säfte nur ungenügend, dann werden die betreffenden Organe
geschädigt. Daher kommt einer ausreichenden Reinigung der Gewebe von Schlacken durch die zirkulierenden Blut- und Säfteströme bei Gesundheit

und noch mehr bei Krankheit eine lebensentscheidende Bedeutung zu.

Wie alle fließenden Gewässer besitzen die Körpersäfte ein großes Selbstreinigungsvermögen. Da sie aber pausenlos von Abbau- und Schlackenstoffen verunreinigt werden, bedürfen sie auch selbst ständiger Klärung, Reinigung und Entgiftung. Diese erfolgt über die vier Reinigungs- und Ausscheidungssysteme des Körpers:

1. über den Verdauungsapparat,

2. über die Lungen,

3. über die Haut,

4. über die Nieren.

1. Die Säftereinigung über den Verdauungsapparat

Interessehalber sei erwähnt, daß die offizielle medizinische Wissenschaft die nachstehend angeführten Funktionsabläufe therapeutisch nicht berücksichtigt. Der Student der Medizin, der sich ein immer größeres Wissen über immer kompliziertere Detailbereiche anzueignen hat, lernt nicht sie zu beachten. Dies ist bedauerlich, da die Kenntnis der nachfolgenden Zusammenhänge ein ganz anderes und grundlegenderes Verständnis für natürliche Heilmethoden, insbesondere für die Blut-Säftereinigung vermittelt.

Der gesunde Organismus bedient sich des Verdauungsapparates zur Säftereinigung, Entgiftung und Klärung auf zweifache Weise:

a) durch Filterung von Blut und Lymphe durch die Verdauungsschleimhaut: Jede Schleimhaut besitzt die Fähigkeit zu einer Doppelfunktion. Wie man durch eine Türe sowohl herein- als auch hinausgehen kann, ermöglicht die Verdauungsschleimhaut sowohl das Aufnehmen, Aufsaugen, Resorbieren der Nährstoffe in den Säftestrom, wie auch — und darauf kommt es hier an — das Ausscheiden, Abstoßen, Eliminieren von schädlichen Stoffen auf dem Säftestrom in den Darmkanal. Es ist wie eine Filterung durch die Filtermembranen der Schleimhaut, wodurch Schad- und Giftstoffe, Bakterientoxine usw. aus dem Blut- und Lymphkreislauf sozusagen abgefiltert und mit den Darmentleerungen aus dem Körper entfernt werden.

So wenig Beachtung dieser wichtige Reinigungsvorgang erfährt, so sehr wird auch ein zweites, sehr wichtiges Geschehen übersehen: die Blut- und Säftereinigung.

b) durch Filterung der Verdauungssäfte: Rund neun Liter an Säften fließen pro Tag aus den Verdauungsdrüsen in das Verdauungsrohr hinein. Man stelle sich einen sehr großen Wassertopf oder eine große Kanne für Massenverpflegung vor, die neun Liter Flüssigkeit faßt; dann erkennt man die Größenordnung, die enorme Menge an Drüsensaft, um die es hier geht (siehe Abbildung 2!)

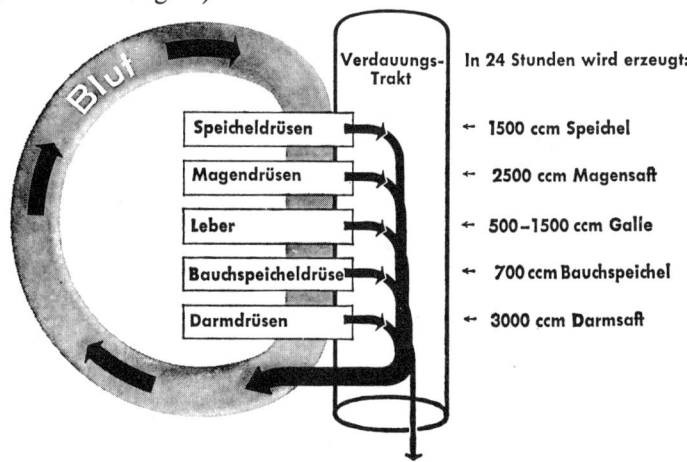

Abb. 2: Freie Zirkulation der Verdauungs- und Reinigungssäfte

Wozu dienen diese neun Liter Verdauungssäfte?

Sie fördern die Verdauung der eingenommenen Nahrung. Sie bringen den Säftestrom zum Fließen und sie reinigen Blut und Lymphe.

Wie reinigen die Verdauungssäfte Blut- und Lymphe?

Einfach dadurch, daß sie nicht als reine Drüsensekrete oder bloße „sterile" Drüsenprodukte in den Darm abfließen, sondern indem sie Stoffwechselschlacken und Gifte mit sich führen. So beinhaltet die Gallenflüssigkeit Schadstoffe, die bei den Entgiftungsprozessen innerhalb der Leber frei werden. Die neun Liter Verdauungssäfte stellen daher auch Abwässer des Stoffwechsels dar, die alltäglich Schlacken in das Verdauungsrohr ableiten.

Wohin fließen die Verdauungssäfte weiter?

Nach ihrem Einfließen in den Verdauungskanal verläßt nur ein unbedeutender Teil der Verdauungssäfte den Körper, indem er gemeinsam mit den abgefilterten Schadstoffen mit dem Stuhl abgeht. Der Großteil der Säfte durchwandert hingegen die Filtermembranen der Verdauungsschleimhaut. Er wird also entgiftet und in gereinigtem Zustand rückresorbiert, gelangt dann in den Blutkreislauf und damit wieder zurück zu den Ausgangsdrüsen.

Die beiden besprochenen Formen der Säftereinigung werden empfindlich beeinträchtigt, wenn entzündliche Veränderungen der Magen-Darmschleimhaut auftreten. Die Entgiftungsstation wird mangelhaft, es kommt zur R ü c k v e r g i f t u n g   d u r c h   w i e d e r h o l t e   W i e d e r a u f s a u g u n g von ausscheidungspflichtigen Stoffen in das Blut. Zungenbelag, schaler, pappiger Mundgeschmack, besonders des Morgens, übler Mundgeruch, Brennen von Zunge und Mundschleimhaut, Neigung zu Mandel- und Rachenentzündungen, Schlaffwerden der Haut, schlechtes Aussehen, Grau-oder Gelbstich der Hautfarbe, brennende juckende bis quälende Beschwerden an verschiedenen Haut- oder Schleimhautpartien, Sodbrennen, Völlegefühl, Stuhlverstopfung usw. können dann als Warnzeichen dienen (siehe später!).

Je früher eine blutsäftereinigende Kur durchgeführt wird, desto rascher läßt sich die Ursache beheben. Von den üblichen Medikamenten ist hier wenig zu erhoffen. Erfreulicherweise steigt die Zahl der Ärzte, die sich mit Naturheilweisen befassen, ständig an, obzwar noch der Anteil an Medizinern groß ist, welche aus Unkenntnis auch seriöse ärztlich geleitete Fasten- und Ableitungskuren grundsätzlich ablehnen. Es gibt sogar einige Ärzte, die meinen, die innere Reinigung als „wissenschaftlich unhaltbar" oder als „Paramedizin" verteufeln zu müssen. Dies ist schade, da damit vielen Kranken, besonders chronisch Kranken, der Zugang zu naturgemäßen Heilverfahren erschwert wird, obwohl er möglicherweise den Weg zu entscheidender Besserung oder Heilung eröffnet hätte. Tausende Fälle, die sich schließlich trotz allen Abratens solchen Kuren unterzogen und dabei Gesundung an sich erfahren haben, können dies bezeugen.

Wie läßt sich die Säftereinigung über den Verdauungstrakt beweisen?

Führt man eine Fasten- oder Ableitungskur durch, dann erlebt man körperliche und seelische Vorgänge, Reinigungskrisen und Befreiungsvorgänge, wie man sie sich schwer vorstellen kann. Ärzte wie Nichtärzte erklären einhellig, so etwas Eingreifendes, Entlastendes, Befreiendes, ja sogar Beglückendes, wie das Selbsterlebnis der körperlichen Reinigung, hätten sie sich niemals zuvor vorstellen können. Das gilt auch für die rasch vorübergehenden, aber recht unangenehmen Entgiftungs- und Krisenreaktionen, wie sie bei Menschen mit starken Verschlakkungszuständen auftreten können. All dies macht es erforderlich, daß alle Ärzte, die solche Kuren leiten wollen, zuvor auch selbst gründlich gefastet haben müssen.

Was nun die rein körperhaften Umsetzungen betrifft, so erlebt man bei Reinigungskuren mehr oder weniger deutlich:

Die Zwei-Phasenreinigung

Erste Phase:
Hier erweisen sich die Darmausscheidungen als auffallend übelriechend und mißfärbig. Oft zeigen sie alle möglichen Farbschattierungen von schwarzbraun über dunkelgrün bis giftgelb. Schließlich werden sie — besonders bei der Milchdiät nach MAYR (siehe später) — goldgelb und fast geruchlos, etwa wie beim gesunden Baby. Daran erkennt man, daß sich der Darmtrakt weitgehend gereinigt hat. Führt man die Kur nun unverändert fort, so zeigt sich häufig:

Zweite Phase:
Der Stuhl wird wieder kurzfristig übelriechend und mißfärbig. Nun ist die Blut- und Säftereinigung über den Verdauungstrakt voll in Gang gekommen. Der Darm scheidet jetzt Schlakkenstoffe aus, die durch den Abbau von Ablagerungen in den verschiedenen Geweben über die Blut-Lymphbahn in ihn abtransportiert werden. So bauen sich beispielsweise Harnsäurekristalle aus den Zehengelenken ab, so vermindern sich zellulitische Ablagerungen in den Oberschenkeln, schwinden Gelosen am Rücken, verblassen „Alterspigmentflecke" usw., indem sie über den Blutstrom in den Darm, und von da den Körper verlassen. Erfolgt ein solcher Abbau stoßweise, dann wird der Stuhl entsprechend mißfärbig.

Da sich bei jedem, der sich einer Reinigungskur unterzieht, solche Entschlackungsvorgänge zeigen, wird es klar, daß praktisch jeder Zivilisationsmensch, zur Verbesserung und Erhaltung seines Gesundheitszustandes von Zeit zu Zeit eine Reinigungskur gut gebrauchen kann.

2. Die Säftereinigung über die Lungen

Die Zahl der Lungenbläschen, welche aktiven Gasaustausch betreiben, beträgt 400 Millionen beim Mann und 320 Millionen bei der Frau. Jede einzelne dieser Atmungskammern wird von Blut durchströmt, welches Sauerstoff aufnimmt und Kohlensäure, andere Abfallgase und Flüssigkeit ausscheidet. Mit jedem Atemzug wird so der Blutstrom gereinigt. Die unsichtbare, in Dampfform erfolgende Flüssigkeitsausatmung (Exspiratio insensibilis), wird in sehr kalter Luft beim Aushauchen sogar sichtbar. Sie beträgt etwa 1 bis 1¹/₂ Liter am Tag und dient der Säftereinigung.

Je kümmerlicher die Atmung eines Menschen ist, je leichter er in Atemnot gerät, je schneller ihm „die Puste ausgeht", desto ungenügender erfolgt die Ausatmung und damit die Blutreinigung über die Lungen. Jeder zu große oder sonstwie kranke Bauch erzeugt Zwerchfellhochstand und Einschränkung der Zwerchfellbewegung. Diese ist Hauptursache der verflachten Atmung und herabgesetzten Blutreinigung über die Lungen. Daher verbessert eine Behandlung der Bauchorgane, wie die Darmreinigungskur nach F. X. Mayr, die Zwerchfellbewegung, und stellt die beste Maßnahme zur Verbesserung der Atmung und der Säftereinigung über die Lungen dar. Auch körperliche Leistungen in guter Luft, welche ungezwungenerweise die Atemleistung steigern, wirken sich durch ihren säftereinigenden Effekt als natürliche „Blutwäsche" aus.

Gesundheit läßt sich nicht ersitzen!

3. Die Säftereinigung über die Haut

Wegen ihrer säftereinigenden Kraft wird die Haut als „dritte Niere" bezeichnet. Mit Millionen Schweiß-, Duft- und Talgdrüsen säubert sie die Säfte von Schlacken und Giften. Muß die Haut mehr Giftstoffe als normal ausscheiden, so kann sich der

Schweiß verfärben und auf der Wäsche, z. B. in der Achselgegend, Flecke oder Ringe von gelblicher bis bläulicher Tönung hinterlassen. Noch ärger ist der Zustand der Säfte, wenn schon ohne besondere Anstrengung Schweiße und Nachtschweiße auftreten. Sie entlasten wohl das Blut und können dem Körper Fieberanfälle ersparen; sie bringen aber auch zum Ausdruck, wie notwendig Säftebehandlung geboten ist.

Einen hohen Vergiftungsgrad verraten auch übler Haut- und Körpergeruch, Hautausdünstungen und Schweißgerüche, die säuerlich, ranzig, stechend oder ammoniakalisch-latrinenartigen Charakter annehmen können. Dies kommt auch bei Menschen vor, deren Körperpflege nichts zu wünschen übrig läßt.

Den eigenen Körpergeruch, der beim Gesunden ein Wohlgeruch ist, empfindet der Betreffende kaum und kann ihn daher schwerlich beurteilen. Wie viele gepflegte Menschen jedoch infolge ihrer Säfteverderbnis übelriechende Hautausdünstungen abdampfen, das wissen nur der Arzt und der Masseur, der ja die nackte Haut unter seinen Händen bearbeitet. Wenig bekannt ist auch, wie viele Ehen gefährdet werden, da der Körpergeruch eines Ehepartners mit zunehmender Säfteverderbnis immer widerwärtiger und abstoßender wird, so daß die intimen Beziehungen darunter leiden.

Es ist wertvoll, wenn die Haut bei Bedarf gut schwitzen und damit den Säftestrom reinigen kann. Dadurch werden Krankheiten vorgebeugt oder besser überwunden. Bei vielen Menschen ist aber die Haut bereits in derart elender Verfassung, daß sie nicht mehr schwitzen kann. Sie fällt für den Säftereinigungsprozeß aus und wirkt dadurch an der Entstehung vieler Leiden, auch der Erkältungskrankheiten und des Muskel- und Gelenkrheumatismus mit.

Regeneration einer solchen funktionsschwachen Haut sowie Beseitigung schlechter Körpergerüche wird durch Säftereinigungskuren erzielt. Hautpflege, Wasseranwendungen, Massage und Sauna wirken unterstützend.

4. Die Säftereinigung über die Nieren

Die Nieren besitzen rund 1 300 000 sogenannte Glomeruli, Filterstationen, mit komplizierten Röhrensystemen. In 24 Stunden werden hier etwa 200 Liter Blut durchgeschleust, gefiltert und von harnbildenden Substanzen gereinigt. Der Harn muß bei normalem Säftezustand goldgelb, klar, rein und frei von intensivem Geruch sein. Auch bei langem Stehen im Glas soll sich kein Satz bilden. Andere Eigenschaften hingegen, wie ziegelrote bis bierbraune Farbe, Trübung, Flockung, Wolkenbildung, Niederschlag, Bodensatz und scharfer, stechender Geruch sprechen für beeinträchtigten Säftezustand. In solchen Fällen sind die Nieren bemüht, das Blut von abnormen Beimengungen zu befreien, welche im Urin oft auch sichtbar und riechbar werden. Die Abweichungen der Urinzusammensetzung stehen daher zu den Abweichungen der Blutzusammensetzung in einem bestimmten Verhältnis. Die bekannten Primitiv-Diagnosen, die allein durch Betrachten und Beriechen des Urins von beobachtungsbegabten Menschen gestellt werden, müssen daher nicht immer purer Schwindel sein.

Charakteristisch ist das Verhalten des Harns während einer Säftereinigungskur. Jedes Mal, wenn eine Giftwelle den Körper verläßt, tritt trüber, dunkler, satziger und übelriechender Urin auf. Zeigt der Harn jedoch andauernd mangelnde Konzentration, wobei er stets schwach gefärbt bleibt und so aussieht, als wäre er noch extra mit Wasser verdünnt, so spricht dies für Übermüdung der Nieren. Während einer Reinigungskur kommt meist wieder normale Nierentätigkeit und Normalharn zustande. Auch der getrübte Harn klärt sich immer mehr.

Zusammenfassung von TEIL I

○ *Alle Teile des Körpers, alle Zellen und Organe, werden vom Säftestrom mit lebenswichtigen Stoffen ernährt und von Abbau- und Giftstoffen gereinigt;*

○ *ohne diese Reinigung würden sie in ihren eigenen Stoffwechselschlacken ersticken;*

○ *jede ungenügende innere Selbstreinigung führt zur Vergiftung der Säfte und Gewebe, und damit zur Krankheit;*

○ *die Leistung und Gesundheit der Organe hängt somit vom Säftezustand und der Säftezirkulation ab;*

○ *die unentwegt stattfindende Selbstreinigung vollzieht der Organismus über die Lungen (Kohlensäureausscheidung), Haut (Dunst, Schweiß), Nieren (Urin) und vor allem über den Verdauungsapparat;*

○ *der Verdauungsapparat ist das Wichtigste — aber durch falsche Ernährungsweise am leichtesten zu schädigende — Säftebildungs- und Säftereinigungssystem. Er ist der Schlüssel jeder durchgreifenden Blut-Säfte-Behandlung.*

FOLGERUNGEN

Alle Heilbestrebungen, die auf grundlegende Gesundung des Menschen hinzielen, müssen Reinigung und Gesundung der Säfte bewirken. Die Heilerfolge aller natürlichen Methoden sind in erster Linie auf die innere Entgiftung und Reinigung des Organismus zurückzuführen. Diese erfolgt zum Teil vorwiegend über die Haut (KNEIPPkur, Bäder, Packungen), zum Teil über die Lungen (Atmungs- und Bewegungstherapie), über die Nieren (Trinkkur, Reibebäder), über den Darm (Diät, Karlsbaderkur) und über alle Entgiftungssysteme zugleich (Heilfasten, MAYR-kur, MILDE ABLEITUNGSKUR). Je erfolgreicher die innere Reinigung gelingt, desto günstiger wird das Heilergebnis.

TEIL II

Wie Krankheiten entstehen

Krankheitsstadien sind Vergiftungsstadien der Säfte

Das stille Stadium

*Krankheiten befallen uns nicht aus heite-
rem Himmel, sondern entwickeln sich aus
täglichen kleinen Sünden wider die Natur.
Wenn diese sich gehäuft haben, brechen sie
scheinbar auf einmal hervor.*

HIPPOKRATES

Fast alltäglich befragen Patienten ihren Arzt, woher sie —
auf einmal — ihr Leiden bekommen hätten. Als selbstverständlich erscheint es ihnen, daß dieses Leiden just an dem Tage entstanden sei, an dem es sich erstmals peinsam gemeldet hat. In
Wirklichkeit gingen diesem Ausbruch aber zumeist Monate oder
Jahre voraus. Der Anlaß, der das Leiden hervorgebracht hatte,
war nur das letzte Glied einer Kette verschiedenster Belastungs-
und Schädigungsfaktoren, die schon vorher den Säftezustand
verschlechtert und die Gesundheit untergraben hatten.

Ein Leiden entsteht nie „über Nacht". Es bereitet sich zunächst unmerklich, still und leise, im beschwerdefreien „stillen
Stadium" vor. Man könnte hier auch von einem Vorstadium
des Leidens sprechen. In diesem fühlen sich die meisten noch
gesund; sie verhalten sich sorglos und häufen Fehler auf Fehler,
die oft viel später noch als Hauptursache des Leidens nachzu-
weisen sind. Alltäglich sieht man in der ärztlichen Sprechstunde
Fälle wie:

die mollige Geschäftsfrau, die nach der Ursache ihrer
Darmerkrankung fragt, und nicht bedenkt, daß sie durch Jahr-
zehnte (!) massenweise darmreizende Entfettungs- und Abführ-
tabletten eingenommen hat. Oder

den gehetzten Vertreter, der nach der Ursache seiner Gefäß-
und Kreislaufstörungen fragt, und nicht bedenkt, daß er durch
Jahre als Kettenraucher und starker Kaffeetrinker seine Säfte
systematisch vergiftet hat; oder

den Stubenhocker, der nach der Ursache seiner Herzstörungen fragt und nicht bedenkt, daß er sich durch üppige Nachtmähler und Bewegungsmangel einen „Großtrommelbauch" mit
allen seinen Auswirkungen angemästet hat, usw.

Das stille Stadium ist durch seine Symptomarmut gefährlich.
Hier verschlechtert sich der Säftezustand allmählich, kaum

wahrnehmbar. Dies verführt zum Irrtum, daß die begangenen Fehler vom Organismus anstandslos vertragen werden. In Wirklichkeit summieren sich verschiedene Schädigungsfolgen, bis eine Erkrankung ausbricht.

Wir unterscheiden drei Ursachen des stillen Stadiums:

1. Vorgeburtliche Schäden
2. Versteckte Schäden von außen und
3. Versteckte Schäden von innen.

1. DIE VORGEBURTLICHEN SCHÄDEN

Die Natur übt ein heimliches Gericht; leise und langmütig, aber unentrinnbar; ihre Wirkungen verbreiten sich über Generationen, und der Enkel, der verzweifelt über das Geheimnis seiner Leiden brütet, kann die Lösung in den Sünden seiner Väter finden.

FEUCHTERSLEBEN

Die Menschen treten nicht immer im besten Gesundheitszustand aus ihrem vorgeburtlichen in das nachgeburtliche Leben ein. Im Gegenteil, Lebenstüchtigkeit, Heilungstendenz und Vitalität der einzelnen Neugeborenen sind äußerst verschieden. Bald weniger, bald mehr durch familiär weitervererbte Organschwächen belastet, unterschiedlich durch Krankheitsdispositionen geprägt und verschieden durch die während der Schwangerschaft der Mutter erlittenen Gifteinwirkungen beeinträchtigt, erblicken sie das Licht der Welt.

Der Embryo erhält die für den Aufbau seines Leibes erforderlichen Substanzen von seiner Mutter. Vermittler dieses Aufbaues sind die mütterlichen Säfte, besonders das Blut. Daher ist die Qualität dieser Säfte während der Schwangerschaft und der Stillperiode für das Kind von größter Bedeutung. Viele Schädigungen der mütterlichen Säfte treffen das Kind aber nicht in gleichem Ausmaß wie die Mutter, sondern stärker, weil die embryonalen Gewebe empfindlicher sind. Wohl nicht jede, aber so manche Giftwelle, welche die mütterlichen Säfte beeinträchtigt, gleich ob sie als Folge von Vielesserei, Genußgiften, Übermüdung oder Kränkung entstanden ist, durchflutet auch die Frucht. Jeden Zigarettenzug, jeden Mokkaschluck, den sich die

Schwangere leistet, „raucht" und „trinkt" der Embryo mit, was sofortige Veränderung seiner Herzfrequenz beweist. Auch manche Erkrankungsformen wie etwa die Röteln oder schreckliche, wie Syphilis, können von der Mutter auf das Kind übergehen. Auch Medikamente können den Embryo schädigen. Noch lange wird von jenen Präparaten gesprochen werden, die besonders für Schwangere und Kleinstkinder empfohlen und vielfach rezeptfrei erhältlich waren: Die Thalidomide *Contergan* oder *Softenon*. Ihre vermeintliche Harmlosigkeit wurde erst nach längerer Umlaufzeit in der ganzen Welt durch gräßliche Auswirkungen wie Mißbildungen, Wasserkopf, Blindheit, Robbenhände und -füße, Idiotie usf. der Neugeborenen widerlegt. Daß auch zahlreiche andere Medikamente Keimschäden bewirken können, wenn sie in größeren Dosen zur Determinationsperiode eingenommen werden, wagt heute niemand mehr zu bestreiten. Diesbezügliche Feststellungen des Berner Pharmakologen Professor GORDONOFF sind unmißverständlich[1]).

Die Leichtfertigkeit vieler Frauen und werdender Mütter, schon bei geringsten Beschwerden Medikamente einzunehmen sowie die Nachgiebigkeit vereinzelter Ärzte, ungenügend erprobte Medikamente zu verschreiben, läßt sich durch Nichtbeachtung der Symptomarmut des stillen Stadiums erklären. Es verleitet nämlich das anscheinende Ausbleiben unangenehmer Begleiterscheinungen bei vielen Medikamenten zur Annahme, daß damit ihre Harmlosigkeit bewiesen sei. Unzählige Frauen nehmen daher unbesorgt unter Umgehung ärztlicher Kontrolle weitere Medikamente am laufenden Band ein. Auch Fernsehen ist im Frühstadium der Schwangerschaft ungünstig[2]). Nur zu oft überschreitet die Summe aller Kleinschädigungen die Schwelle des Verträglichen und wird zur Krankheitsursache. Der Säugling, das Kleinkind und Schulkind müssen dann mit geschwächter Gesundheit büßen, was die Mutter gesündigt hat.

Aus dieser Abhängigkeit der Gesundheit der Nachkommen von ihren Eltern ergibt sich:

---

[1]) GORDONOFF, T.: Unbeabsichtigte Auswirkungen medikamentöser Therapie. Erfahrungsheilkunde 13 (1964) 115—121.

[2]) HERBST, W.: Radiologisches Institut Freiburg/Br.: „Wenn werdende Mütter im Frühstadium der Schwangerschaft den Fernsehapparat meiden, können einige Fälle von Mißbildungen ausgeschaltet werden." (Zeitschr. Familie.)

1. Ehegatten, die sich Kinder wünschen, sollten vor deren Zeugung eine Blutreinigungskur durchführen, um in gereinigtem, entschlacktem Zustand ein neues Leben zu begründen.

2. Die künftige Mutter sollte alles unternehmen, um vor und während ihrer Schwangerschaft ihren Säftezustand rein zu erhalten. Sie sollte eine geordnete, bescheidene Lebensweise einhalten und möglichst gesund, giftfrei leben. Die Darmreinigungskur nach F. X. MAYR, kühle Reibesitzbäder, Trockenbürsten und Wechselduschen wirken in dieser Zeit besonders günstig.

2. DIE VERSTECKTEN SCHÄDEN VON AUSSEN (MASKIERTE EXOGENE INTOXIKATIONEN)

> *Gesundheit ist Freiheit von Giften und Giftschäden.*   H. H. RECKEWEG

Täglich wirken Fremd- und Giftstoffe auf den Menschen ein: Auspuffgase von Benzin- und Dieselfahrzeugen, Fabrik-und Kaminabgase, verbrauchte Luft in Fabriken, Büros und Schulen, Färbungs- und Konservierungsmittel, Medikamente von hormonell-antibiotisch gefütterten Tieren, Rückstände chemischer Düngungsmittel, Schädlings- und Unkrautvertilgungsmittel, Herbizide, Pestizide, Detergenzien in der Nahrung, Chlor im Trinkwasser, körperfeindliche Viren und deren Gifte, die immer häufiger im Jahr „grippale Infekte" verursachen, radioaktiver Abfall aller bisherigen Atombombenexplosionen usw., Isotope wie Strontium 90, saurer Regen u. a. m.

Dazu führen sich viele Menschen noch mehr an Genuß-, Sucht- und Arzneimitteln zu, als ihr Körper entgiften kann. Am verhängnisvollsten ist aber nach wie vor die falsche Ernährungsweise, die gerade heute, im Zeitalter der sogenannten Wirtschaftswunder mit ihrer Maßlosigkeit wieder mehr in den Vordergrund tritt. Was vor 3 500 Jahren auf einem ägyptischen Papyrus niedergeschrieben wurde, gilt unverändert:

„Die meisten Menschen essen zu viel. Von einem Viertel dessen, was sie verzehren, leben sie selbst, von den restlichen drei Vierteln leben die Ärzte."

Die meisten Ärzte aller Zeiten haben dieselbe Ansicht vertreten. F. X. Mayr stellt dazu fest:

Es wird heute fast allgemein zu hastig, zu nervös oder zu gierig gegessen. (Man beachte nur seine Mitmenschen beim Essen!)

Es wird zu schlecht gekaut, fast gar nicht eingespeichelt.

Es wird zu viel gegessen, oder zu viel durcheinander, oder zu oft und zur falschen Zeit (üppige Nachtmähler! Siehe S. 70!)

Es wird zu schwer verdauliche Kost gegessen (zu fett, zu süß, Gebackenes usw.), eine Kost, die mit der körperlichen Leistung des Betreffenden in Mißverhältnis steht. Daher heißt es:

Wer arbeitet wie ein Drescher (Schwerarbeiter an frischer Luft, „Arbeiter der Faust"), der darf auch esssen wie ein Drescher. Wer aber nicht arbeitet wie ein Drescher („Arbeiter der Stirn", Büromensch, Angestellter), der darf auch nicht essen wie ein Drescher! Denn:

Die Kost, die einem Schmied gut tut, die zerreißt — allmählich aber sicher — den Schneider!

Wer erkannt hat, wie allgemein gegen diese Grundregeln verstoßen wird, dem dürfte es einleuchten, daß die übliche Ernährungsweise allmählich, kaum bemerkbar, sozusagen aus dem „Hinterhalt", den Verdauungsapparat schädigt, ihn zum Vergiftungsherd der Säfte und zur Hauptursache von Krankheiten macht. Damit haben bereits die versteckten Schäden von innen begonnen:

3. DIE VERSTECKTEN SCHÄDIGUNGEN VON INNEN (MASKIERTE ENDOGENE INTOXIKATIONEN) (SELBSTVERGIFTUNG ODER AUTOINTOXIKATION)

a) Die Selbstvergiftung vom Darm

> Die im kranken Darm entstehenden Gifte sind es nachweisbar, die den Menschen krank, vorzeitig alt und häßlich machen.
>
> F. X. Mayr

Unter Einfluß möglicher vorgeburtlicher Schädigungen und der von Müttern, Großmüttern und anderen „verwöhnenden"

Angehörigen ausgeübten Überfütterungsmethoden entwickelt
sich das zivilisierte Kleinkind oft zum heißhungrigen (= krankhaften) Vielfraß oder zum appetitlosen, blaß-mageren Suppen-
kaspar. Auch viele Variationen zwischen diesen beiden Extremen sind bekannt. Viele Kinder befinden sich daher, wenn sie
nicht schon ärgere Verdauungsstörungen aufweisen (Dyspepsie,
Dystrophie usw.), im stillen Stadium eines Verdauungsschadens.
Warnzeichen verraten dies, wie belegte Zunge, Zahnschäden,
Mundgeruch, Magen- und Bauchweh, Blähungen, aufgetriebe-
ner Leib, Seitenstechen, „Blinddarmschmerzen", harte, seltene
oder breiige, übelriechende Stühle, Eingeweidewürmer oder die
sogenannten Fernwirkungen der Selbstvergiftung vom
Darm (siehe S. 45).

In solchen Frühstadien, sogar im kleinkindlichen Alter, ist
daher eine Darmreinigungskur von großem Nutzen für das Kind
und seine Weiterentwicklung.

Jede anhaltende Fehlernährung, vom schlampigen Kauen bis
zum Naschen zwischen den Mahlzeiten rächt sich: sie bringt den
Verdauungsapparat allmählich in den Zustand der Übermüdung und Mangelleistung. Dadurch werden Speiseteile fehl-
verdaut und bleiben in zersetzter Form im Darmkanal liegen;
sie können verkrusten, Kotsteine in Ausbuchtungen, Divertikeln
und sogar im Wurmfortsatz bilden; sie können sich wie Kessel-
stein an der Darmwand festsetzen und die Schleimhäute „austa-
pezieren"; sie können die Filter- und Entgiftungsfunktionen der
Schleimhäute lähmen und dadurch den Säftezustand verschlechtern; sie können giftige Gase bilden, den Nahrungsabbau stören
und schädlichen Mikroben als Brutstätte dienen. Solche Schma-
rotzermikroben vermehren sich oft ungeheuer, unterdrücken die
körpernützliche Darmflora und produzieren eigene Gifte. So
wird der Darmtrakt zu einem Vergiftungsherd für den ganzen Menschen. Nach Erfahrung namhafter Bakteriologen leidet
heute ein maßgeblicher Anteil aller Zivilisationsmenschen an einer bakteriellen Fehlbesiedlung des Darmes (Dysbiose).

Die im Darm entstehenden Gifte gelangen zum Entgiftungsorgan Leber. Auf die Dauer kann die Leber den anhaltenden
Giftzustrom nicht unschädlich machen, sondern erleidet selbst
eine Schädigung. Die Darmgifte überfluten dann die Leber-

schranke und gelangen, vom Blutstrom weitergetragen, zu allen Zellen des Organismus. Solche Selbstvergiftung vom Darm beeinträchtigt den Zustand aller Säfte und Gewebe und erzeugt — meist insgeheim als versteckte tiefere Ursache — die verschiedensten Leiden. Es gibt kaum Erkrankungen, an deren Entstehung ein geschädigter Darm nicht mitbeteiligt ist. Die Selbstvergiftung vom Darm kann auch Fernsymptome verursachen, wie: Kopfschmerzen, benommenen Kopf, Depressionen, „grundlose" Reizbarkeit, Verstimmung, Traurigkeit, Müdigkeit, Muskelverspannung, Kreuz-, Rücken- und Gelenkschmerzen, Herz- und Kreislaufschwäche, Erschöpfbarkeit usw.

Diese Zusammenhänge sind trotz ihrer enormen Bedeutung für die gesamte Heilkunde noch sehr wenig bekannt. Allerdings hat schon METSCHNIKOFF klar genug ausgerufen:

„Im Darm sitzt der Tod!"

Und F. X. MAYR hat erklärt:

„Der geschädigte Darm ist das verbreitetste, unbekannteste und dennoch folgenschwerste aller Übel!"

Grundsätzliche Gesundung des Menschen ist nur möglich, wenn er selbst alle vermeidbaren Schäden von außen (falsche Ernährungsweise, Giftzufuhr) abstellt und die inneren Vergiftungsherde beseitigt: Die Blut-Säfte-Behandlung muß sich daher besonders auf die Gesundung des kranken Verdauungsapparates, als wichtigster Vergiftungsquelle von innen, konzentrieren.

b) Die Selbstvergiftung durch ungenügende Säfte-(Selbst-) Reinigung (Retentionsintoxikation)

Wenn die Säfte-(Selbst-)Reinigung mangelhaft wurde, dann verbleiben mehr Gifte im Körper zurück; der Giftspiegel in den Säften steigt an. Dadurch alarmiert arbeiten die übrigen Ausscheidungsorgane gesteigert, um den vom kranken Darm verursachten Giftüberschuß auszustoßen und eine Allgemeinvergiftung zu verhindern. Haut, Nieren und Lungen scheiden dann auch solche Substanzen des Allgemeinstoffwechsels aus, die normalerweise über den Darm nach außen gelangen. Dies kann sich an den gesteigerten und veränderten Ausscheidungen dieser Organe, wie an Hautausdünstungen, übelriechenden Schweißen, an der Ausatmungsluft und am veränderten (trüben, satzigen) Urin bemerkbar machen[1]). So ist es auch kein Wunder, daß der Mundgeruch mancher darmkranker Menschen, besonders am Morgen, nur als aashaft zu bezeichnen ist.

Die gesteigert arbeitenden übrigen Blutreinigungsorgane werden jedoch mit der Zeit selbst überfordert. Doch gibt sich der Körper noch immer nicht geschlagen. Um Rückstauung von Giften zu verhindern und den bedrohten Gesundheitszustand zu retten, benützt er weitere Auswege:

Die Notventile

Die monatlichen Blutungen der Frau stellen einen Selbstreinigungsvorgang der als Brutstätte unbenutzten Gebärmutter dar. Bei schlechtem Säftezustand dienen die Blutungen gleichzeitig der allgemeinen Blutreinigung. Länger anhaltende, zu intensive und schmerzhafte Blutungen, Nachsaften, üble Gerüche, hellrot wässerige bis dunkel-schwarzrote Verfärbungen, klumpige Beschaffenheit und andere Veränderungen der Abgänge zeigen häufig an, daß mit den Blutungen reichlich Giftstoffe ausgeschieden werden. Die Dringlichkeit dieser Giftausleitung beweisen die bei vielen Frauen der Periode vorausgehenden abnormalen Gemütszustände, Verstimmungen, Weinerlichkeit, Gereiztheit und Unverträglichkeit, die nach der Blutung verschwunden sind[2]).

Werden bei verdauungskranken Frauen die Menses zu schwach oder fallen sie ganz aus, wie z. B. im Klimakterium, dann tritt leicht Verschlimmerung aller bestehenden Beschwerden auf. Durch Ausfall des Notventils Monatsblutung steigt der Giftgehalt des Blutes, so daß ungünstige Auswirkungen entstehen[2]).

Beim Manne können mit der Samenflüssigkeit Giftstoffe nach außen gelangen. Auch die Talgdrüsen am männ-

---

[1]) Hier liegt die Hauptursache der Nierensteinkrankheit. Mangelnde Darmreinigung zwingt die Nieren kompensatorisch einzuspringen und ihnen nicht gemäße Stoffe auszuscheiden. Diese führen dann zur Überforderung der Nieren, zum satzigen Harn und zur Sand- oder Steinbildung. Nierenkranke benötigen daher Säftebehandlung über den Darm.

[2]) In diesen Fällen sind u. a. die Reibesitzbäder nach KUHNE (S. 97 ff.) angezeigt.

lichen Glied können Gifte ausscheiden, so daß hier als Folge heftige Entzündungen entstehen können[1]).

Ein weiteres Notventil unreiner Säfte stellt der Scheidenausfluß (Fluor vaginalis) dar. Häufig schon bei jungen Mädchen als weißer Fluß auftretend und fälschlich als Verkühlungsfolge angesehen, greift dieser Reinigungsvorgang wegen seines Giftgehaltes früher oder später die Schleimhäute an, so daß örtliche Entzündungen mit Komplikationen sich einstellen. Weil die Ursache dieser Erkrankung in der Verunreinigung der Körpersäfte zu suchen ist, versagen hier auch meist alle lokalen Therapien[2]).

Als Notventil unreiner Säfte dient weiter die Tränenflüssigkeit. Bei den morgens verklebten Augen und Verunreinigungen in den Lidwinkeln handelt es sich um verunreinigte Tränenflüssigkeit, die infolge ihres abnormen Schlackengehaltes verkrustet. Auch manche Lidrand- und Bindehautentzündung der Augen ist nichts anderes als Folge einer ätzenden Wirkung giftbeladener Tränenflüssigkeit, eine Auswirkung allgemeiner Säfteverunreinigung.

Leicht blutende Hämorrhoiden wieder hat man seit alters her als „goldene Ader" bezeichnet, da sie das am Mastdarm gestaute und verunreinigte Blut öfters „zur Ader lassen", was für die Gesundheit „Goldeswert" besitzt.

c) Die Selbstvergiftung von anderen Streuherden

Besteht schon längere Zeit ein schlechter Säftezustand, dann wird die Abwehrkraft des Körpers vermindert. Dadurch treten leichter an gefährdeten Stellen Entzündungen und Eiterungen auf, die ihrerseits zu Streuherden, Vergiftungsquellen werden können. Vereiterte Mandeln, beherdete und oft auch „nur" tote Zähne, beherdete Kieferknochen auch bei bereits fehlenden Zähen (Restostitis), chronische Nebenhöhlenprozesse, chronische Blinddarm- oder Eierstockentzündungen oder ähnliches können

---

[1]) Nicht nur beim Mann, sondern viel häufiger bei der Frau, welche durch den Geschlechtsverkehr solche Giftstoffe „eingeimpft" bekommt. Besonders Entzündungen und Geschwülste (Erosionen) am Muttermund, können so — besonders bei mangelhafter Reinlichkeit des Mannes — gefördert oder verursacht werden.
[2]) In diesen Fällen sind u. a. die Reibesitzbäder nach KUHNE (S. 97 ff.) angezeigt.

schwerste Leiden an Herz, Nieren, Gelenken usw. verursachen und bedürfen radikaler Sanierung.

Das humorale Krankheitsstadium

In diesem Stadium befindet sich der Kriegsschauplatz, in dem sich die Krankheiten abwickeln, noch vorwiegend im direkten Einflußbereich von Blut und Säften (Humores). Man spricht daher vom humoralen Krankheitsstadium. Dieses beginnt mit:

1. DIE AUSSCHEIDUNGS- ODER EXKRETIONSPHASE NACH RECKEWEG[1])

Krankheit ist ein Versuch der Natur,
die schlechten Stoffe hinauszuwerfen.

E. FELKE

Gelingt es dem Organismus mittels der beschriebenen Selbstreinigungsmaßnahmen nicht mehr die Säfte ausreichend zu entgiften, so tritt ein akuter Giftabwehrkampf, das ist eine akute Krankheit, auf. Diese beginnt mit der Phase der Ausscheidung (Exkretion). Hier zwingt der Körper durch Appetitlosigkeit, ja Ekel vor Nahrungsaufnahme, den Kranken zum Fasten, wodurch er weitere Giftentstehung durch Nahrungszersetzung im Darm verhindert; er zwingt den Betroffenen zur körperlichen Schonung oder gar Bettruhe, wodurch mehr Kräfte der Krankheitsbekämpfung dienen; weiter eröffnet er die Schleusen des Leibes, indem er Ausscheidungsorgane und Notventile auf Hochtouren bringt, soweit sie noch dazu in der Lage sind. Bei sogenannten Erkältungskrankheiten und grippalen Infekten kann der Körper aus allen Poren triefen, Giftstoffe, Krankheitserreger und deren Toxine ausschwitzen, wobei die Haut oft nur darauf wartet, „abladen" zu dürfen. Der Körper kann auch Schleim aushusten und ausspucken, Tränenflüssigkeit ausscheiden und über die Nase ganze Bäche in Form des Schnupfens zum Fließen bringen. Durch Niesen, Schleimauswurf und katarrhalische Ausscheidungen im Bereich aller Schleimhäute des Leibes, sowie durch Erbrechen, Durchfälle und Harnflut wer-

---

[1]) RECKEWEG, H. H.: Die Homotoxinlehre. Aurelia-Verlag, Baden-Baden 1961.

den Giftstoffe und Mikroben ausgeschwemmt, während durch Fieber Schlackenstoffe und Mikroben verbrannt werden.

Alle Maßnahmen, welche diese Giftausleitung unterstützen, wie Fasten, Abführen, Schwitzen, Bäder, Wickel, Packungen, Waschungen usw. erweisen sich hier als die sinnvollste und erfolgreichste Therapie.

Je rascher und gründlicher der Körper die Giftstoffe ausscheidet, desto rascher ist die Erkrankung beseitigt. Darüber hinaus wirkt sich diese Ausschwemmung auch als eine „Generalreinigung von Säften und Geweben" aus. Alle Ausscheidungskrankheiten stellen daher Reinigungsprozesse, innere Reinigungskrankheiten des Körpers dar. Richtig therapeutisch unterstützt, bewirkt diese innere Reinigung, daß der Erkrankte nach seiner Krankheit sich in besserem Zustand befindet als zuvor. Man kann hier auch von „gesundmachenden Krankheiten" sprechen.

2. DIE ANTWORTS- ODER REAKTIONSPHASE NACH RECKEWEG

Man klagt so sehr bei jedem Schmerz
und freut sich so selten, wenn man keinen
fühlt.   LICHTENBERG

Wird der Körper trotz der angeführten Ausscheidungsmaßnahmen nicht Herr der Situation, dann versucht er sich mittels ╱Entzündungen zum Zwecke des Schlackenabbaues, zur inneren geweblichen „Verdauung", das heißt Unschädlichmachung der Giftstoffe, Schlacken und Mikroben, von seinen Feinden zu befreien. Der Organismus antwortet nunmehr mit Bildung von Eiter, Schleim, Exsudat, Ausflüssen, Abszessen, Phlegmonen, Anginen, Hautausschlägen, welche Giftstoffe zerstören und nach außen ableiten, sowie mit Entzündungsprozessen. Der berühmte Neurologe ROMBERG hat erklärt:

„Die Neuritis (Nervenentzündung) ist ein Schrei des Nerven nach reinerem Blut!" Im selben Sinne können wir fortsetzen:

Die Arthritis ist ein Schrei des Gelenkes nach reinerem Blut!
Die Hepatitis ist ein Schrei der Leber nach reinerem Blut!

Die Kolitis und Nephritis sind Schreie des Dickdarmes und der Nieren nach reinerem Blut!

Ganz allgemeingültig gesagt: Jede „-itis" (= Entzündung) ist ein Schrei des betreffenden erkrankten Organes nach reinerem Blut! Mag sie als Rippenfell-, Lungen- oder Gallenblasenentzündung imponieren, mögen als auslösende Faktoren Verkühlung, Krankheitserreger mit den von ihnen produzierten Giftstoffen, Diätfehler und was immer im Vordergrund stehen, den Untergrund aller dieser Erkrankungen bildet ein vergifteter Säftezustand des Organismus und sein natürliches Bestreben, auf dem Wege über die Krankheit wieder gesund zu werden, das heißt, sich von seiner Giftbelastung zu befreien.

Nach RECKEWEG zeigen uns sämtliche krankhaften Vorgänge im Körper an, daß die Abwehrsysteme des Organismus im Kampf mit Giften liegen. Krankheiten sind Giftabwehrkämpfe. Die Ausscheidungs- und Entzündungskrankheiten stellen biologisch zweckmäßige Vorgänge zur Unschädlichmachung und Ausscheidung von Giftstoffen dar. Das Ziel der Therapie besteht daher darin, Entgiftungsvorgänge des Körpers zu unterstützen, Giftstoffe unschädlich zu machen und rasch aus dem Körper auszuleiten.

3. DIE VERSCHLACKUNGS-, DEPOSITIONS- ODER DIE PSEUDOSTILLE PHASE

> *Wie die Ratten den gefülltesten Speicher heimsuchen, so die Krankheit die überfütterten Leiden.*   DIOGENES

Gelingt es dem Körper nicht mehr, seine Schlackenstoffe auszuscheiden, dann verschiebt er sie auf „Abstellgleise". Die Ablagerung erfolgt entsprechend der Hierarchie der Gewebe zunächst in den primitiveren und weniger wichtigen Binde-, Fett- und Unterhautzellgeweben. Diese werden dadurch in ihrer Funktion immer mehr behindert. Der Wissenschaftler spricht von Mesenchymblockade. Wird dieser unerfreuliche Verschlackungsprozeß nicht durch geeignete Maßnahmen (Blut-Säfte-Behandlung!) gestoppt und zur Rückbildung gebracht, dann verschlacken auch die übrigen Gewebe, von denen schließlich u. a. Gelenke, Wirbel, Gefäße, Herzmuskel, Nerven und Sinnesorgane nicht verschont bleiben. Weitere Verschlackungsfolgen sind: Leberflecke, andere Unreinigkeiten der Haut, Steinbildungen in Nieren, Blase und Gallenblase, Ödeme, Gichtknoten, Gelosen, andere Erscheinungen des Weichteilrheumatismus, Ablagerungen in Gelenken (Knistergelenke), Spondylose der Wirbelsäule, gutartige Tumore (Lipome, Myome, Balggeschwülste u. a.), Fettansammlung, Arterienverkalkung, grauer Star, Otosklerose usw.

Daß schon Jugendliche von Verschlackung heimgesucht werden, beweisen die Leichenöffnungen amerikanischer Soldaten, die durch Kriegseinwirkung (im Koreakrieg 1953) ihr Leben verloren haben. Bei 77 Prozent dieser 22jährigen, anscheinend völlig gesunden Männer fand sich bereits beginnende Verkalkung der Herzkranzgefäße!

Da man von Verschlackungsvorgängen in seinem Körper zunächst nichts Wesentliches verspürt, bezeichnen wir diesen Krankheitsabschnitt auch als pseudostille Phase. Wird der Körper in dieser Phase von einer zusätzlichen Giftbelastung, Infektion, Verkühlung usw. heimgesucht, dann ist er gut daran, wenn er als Notwehr eine Ausscheidungskrankheit erzwingen kann. Damit entfernt er sowohl neu hinzugekommene wie auch viele der bereits vorhandenen abgelagerten Giftstoffe. Der Verschlackungsprozeß wird gestoppt und das Gewebe von Giften befreit. Häufiges Auftreten von Ausscheidungskrankheiten, wie Erkältungskrankheiten, stellt daher ein Kennzeichen für ungünstigen Zustand der Säfte und Gewebe dar, gegen den sich der Körper wehrt.

G. B. Shaw erklärte einmal: „Es ist außerordentlich schwer, die Menschen zu überzeugen, daß ein Übel ein Übel ist." Noch schwieriger ist es oft, jemandem klar zu machen, daß seine Erkältungskrankheit nicht allein auf seine Verkühlung oder Ansteckung mit Mikroben zurückzuführen ist, sondern auch auf seinen schlechten Säfte- und Gewebezustand. Daher ist eine Unterdrückung dieser Erkrankungen durch bakterienfeindliche Mittel allein nicht unbedenklich. Der innere Reinigungsvorgang, die „gesundmachende Krankheit", wird unterdrückt und damit das Weiterschreiten eines Verschlackungsprozesses indirekt gefördert. Blut und Säfte reinigende Maßnahmen wirken hingegen entschlakkend und so auch vorbeugend gegen Erkältungs- und Infektionskrankheiten[1]).

Das zelluläre Krankheitsstadium

Alte Krankheiten sind schwerer zu behandeln als junge Leiden. WERNER KOLLATH

1. DIE RÜCKVERGIFTUNGS- ODER IMPRÄGNATIONSPHASE

Wie bisher dargelegt, spielen sich die Krankheiten in ihrer Entwicklung zunächst im Blut-Säfte-Bereich ab. Danach kann sich das zelluläre Krankheitsstadium entwickeln, wenn die vermehrten Giftstoffe nicht ausgeschieden oder deponiert werden. Der Giftspiegel steigt und die Gifte schlagen in ihrer Wirkung zurück auf geschwächte oder vorgeschädigte Organe. Die Zellstruktur wird geschädigt.

Als Folge finden wir organische Schäden, wie Magen- und Darmgeschwüre, ausgeprägte Entzündungen mit veränderter Zellstruktur bei schwerer Gastritis, Kolitis, toxischem Leberschaden, Herzklappenfehler, Bronchialasthma, Lymphknotenschwellung, Kalkverarmung der Knochen (Osteoporose) und zahlreiche andere Leiden, deren verschiedene Namen sich in reicher Auswahl an den Kopftafeln der Krankenbetten in Spitälern befinden.

Auch diese Leiden, deren klinische Bezeichnungen vielfach mit den Silben „-pathie" endigen, wie Myokardiopathie (Herzmuskelleiden), Cholezystopathie (Gallenleiden), Spondylopathie (Wirbelleiden), benötigen zu ihrer Rückbildung die Entgiftung. Rückbildung ist aber — wo noch möglich — schwerer zu erzielen als im humoralen Krankheitsstadium.

---

[1]) RAUCH, E.: Natur-Heilbehandlung der Erkältungs- und Infektionskrankheiten. Karl F. Haug Verlag, Heidelberg.

2. DIE ENTARTUNGS- ODER DEGENERATIONSPHASE

Der hier vorherrschende Schaden greift bereits derart tief in die Organstruktur ein, daß er nicht mehr wiederhergestellt werden kann. Hierher gehören Leberzirrhose, Schrumpfniere, Multiple Sklerose, Knochenmarkschwund, schwere Verkrümmungen der Wirbelsäule, organisch bedingte Lähmung, Erblindung, Ertaubung usw.

3. DIE KREBSBILDUNGS- ODER NEOPLASMAPHASE

Der Kochtopf ist ein wesentlicherer Krebsfaktor als die Vererbung. WERNER ZABEL

Der Vorgang der Krebsentstehung gibt heute der Wissenschaft noch zahlreiche Rätsel auf. Ohne Zweifel sind beim Krebs spezifische Krebsgifte, sogenannte Karzinotoxine, am Werk. Es spricht alles dafür, daß diese nur dort angreifen können, wo schon vorher durch lang andauernde oder besonders hochgradige Vergiftung eine Anfälligkeit, eine Krebsbereitschaft erzeugt wurde. Auf dem Boden einer vorgeschädigten und strukturgestörten Zellpartie können einwirkende Krebsgifte viel eher das schrankenlose Zellwachstum und die Organzerstörung hervorrufen. Es dürfte im Grundsätzlichen immer das Gleiche sein:

Bei Krebsleiden, bei Infektionskrankheiten, und — im großen gesehen — in der freien Natur: Aasgeier treten nur auf und vermehren sich nur dort, wo reichlich Aas anfällt; Ratten befallen nur Keller, die Abfälle bieten, und Kröten besiedeln nur Wiesen, die versumpft sind. Wo kein Aas, kein Abfall und kein Sumpf ist, dort gibt es keine Aasgeier, keine Ratten oder Kröten. Wo die Körpersäfte und Gewebe sich beständig rein halten, dort ist für feindliche Parasiten, Mikroben, Krebsgifte kein geeigneter Angriffsplatz. Wo kein „versumpfter" Nähr- und Mutterboden besteht, dort ist die Möglichkeit, an Krebsleiden zu erkranken, auf ein Minimum herabgesetzt, wenn ihre Entstehung dort nicht überhaupt ausgeschlossen ist. Daher muß die G e f a h r , a n K r e b s z u e r k r a n k e n , u m s o g e r i n g e r s e i n , je gesünder, entgiftungs- und abwehrfähiger Blut,

Säfte und Gewebe sind. So besteht guter Grund zur Auffassung, daß regelmäßig durchgeführte Säftereinigungskuren die Möglichkeiten verringern, sowohl an Infektionskrankheiten wie an gutartigen und bösartigen Leiden erkranken zu müssen. Daher bräuchten gerade jene Menschen, deren Angehörige an Karzinom, Sarkom oder Leukämie erkrankt sind, oder jene, die sich mit der Geißel der magischen Krebsangst quälen, nicht untätig zuzuwarten, sondern sollten durch säftereinigende Maßnahmen mitwirken, um allen ihnen vermeintlich oder wirklich drohenden Gefahren vorbeugend zu begegnen.

Von allen Schadensfaktoren aber, welche den Säfte- und Gewebezustand chronisch verschlechtern, kommt den Giften, die durch Übermaß an Essen und durch Speisenzersetzung im Darm entstehen, die größte Bedeutung zu. Daher werden heute auch der „Kochtopf", die „Überfütterung" und die „verkehrte Ernährungsweise" von namhaften Wissenschaftlern als maßgebliche hintergründige Krebsfaktoren bezeichnet.

Wie weitgehend man aber sein gesundheitliches Schicksal selbst beeinflussen kann und wie weitgehend Vorbeugung zu betreiben ist, das lehrt die folgende Geschichte von SADI[1]):

„Ein König von Persien sandte einen geschickten Arzt zum Dienste Mohammeds des Auserwählten; dieser blieb einige Jahre im Lande der Araber, ohne daß jemand zu ihm kam, ihn zu befragen oder ein Heilmittel von ihm zu verlangen. Endlich ging er eines Tages zu dem Propheten und beklagte sich darüber. ‚Man hat mich geschickt', sagte er, ‚deine Gefährten zu heilen; aber in dieser langen Zeit hat sich nicht einer an mich gewandt, daß ich den Dienst, der mir aufgetragen ist, hätte verrichten können.' Der Prophet erwiderte ihm: ‚Diese Leute haben die Gewohnheit, nicht eher zu essen, als bis der Hunger sie dazu zwingt, und die Hand von der Speise wegzuziehen, noch ehe sie völlig gesättigt sind.' ‚So bleiben sie gesund', sagte der Arzt, küßte ehrfurchtsvoll die Erde und ging fort."

---

[1]) Aus „Kleine Leseapotheke". Hyperion Verlag, Freiburg/Breisgau.

Zusammenfassung der Krankheitsstadien am Beispiel

Mann, 45, war in erster Kindheit verdauungskrank

Damit er „groß und stark" werde, wurde er oft unter Zwang und Drohung überfüttert, bis er blaß, dicklich und aufgeschwemmt (pastös) war; Oft litt er an Magen- und Bauchweh, Seitenstechen, Kopfschmerzen, Weinerlichkeit (Selbstvergiftung vom Darm, Funktionsstörung des Verdauungsapparates).

Er machte zahlreiche Erkältungs- und Grippalinfekte durch. Sie wurden nur medikamentös behandelt (und damit die Selbstreinigungsversuche des Körpers unterdrückt).

Mit 40 Jahren traten heftige Gelenkschmerzen (Arthritis) an Fingern und Zehen auf. Durch monatelang gegebene Injektionen konnten sie nur beruhigt aber nicht geheilt werden.

Inzwischen traten Knötchen an Gelenken auf, häufiger „Hexenschuß" (Lumbalgie), weichteilrheumatische Beschwerden in Nacken und Kreuz, braune Flecken in der Haut.

Hätte der Patient zu dieser Zeit eine Blut-Säfte-Behandlung erhalten, wäre mit großer Wahrscheinlichkeit relativ rasch völlige Rückbildung der Krankheit eingetreten. Da der Patient jedoch nur medikamentös, symptomatisch, behandelt wurde, schritt der Prozeß weiter:

Plötzlich wurden an den Zehen die Schmerzen so arg, daß sie von keinen Medikamenten mehr betäubt werden konnten. Schließlich wurde ein Zehenglied, und zwei Monate später ein weiteres am anderen Fuß chirurgisch entfernt. Die feingewebliche Untersuchung ergab Schädigung der Zellstruktur bei Gelenkentzündung durch Gicht (Arthritis urica). Der Harnsäurespiegel im Blut war stark erhöht. Bald danach traten stärkste Schmerzen an der Handwurzel auf. Der Patient wollte seine Hand retten, ließ sich nicht mehr operieren und wechselte verzweifelt von einer Therapie auf die nächste. Er erhielt ständig hochdosierte Medikamente, fühlte sich aber immer elender; dann ließ er sich homöopathisch und naturheilkundig behandeln, dabei stieg jedoch der Harnsäurespiegel stets an, weshalb er die Kur abbrach. In diesem Zustand kam er zur Behandlung:

ererbte
Organschwäche
versteckte Schäden
von außen
versteckte Schäden
von innen

I.
Stilles
Stadium

→

Ausscheidungs-
phase

Antwortsphase

Verschlackungs-
phase

II.
Humorales
Krankheits-
stadium

→

III.
Zelluläres
Krankheits-
stadium

→

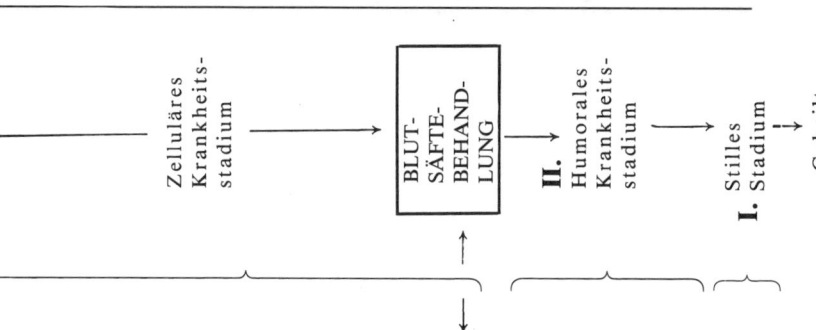

Verlauf der Behandlung:

Dem Patienten wurde erklärt, daß er sich bereits im zellulären Krankheitsstadium befinde; daß er zur endgültigen Heilung längere Zeit und mehr Geduld benötige als im humoralen Stadium; und daß sich seine Krankheit — wie überhaupt jede noch heilbare Erkrankung — in umgekehrter Richtung und Reihefolge zurückentwickeln werde, wie sie entstanden sei:

Gesundheit → I. Stilles Stadium → II. Humorales Stadium → III. Zelluläres Stadium → † Tod

Daher müsse der Patient als Folge der Behandlung noch einmal die bisherigen Stadien — aber kürzer und leichter — zurück durchwandern (Heilkrisen): Er werde ein akutes zelluläres, humorales und stilles Stadium erleben, also zuletzt das Akutwerden jener Organe, die vom stillen Stadium an die hintergründige Ursache seiner Erkrankung darstellen: der Stoffwechselorgane! Der Patient führte eine Darmreinigungskur nach MAYR durch, kombiniert mit Rumpffreibe- und Auslaugebädern (S. 85 u. 97).

Nach akutem Aufflackern der Gelenkschmerzen ließen diese nach zwei Wochen deutlich nach, während nun andere, einander abwechselnde frühere Beschwerden wiedergekommen waren. Auch Mundgeruch, übler Geschmack, trüber satziger Urin, schlechter Körpergeruch traten hinzu. Der Harnsäurespiegel verschlechterte sich vom 3fachen auf den 4fachen Wert der Norm! Dies alles bewies jedoch einen entscheidenden Fortschritt: Der Schwerpunkt der Erkrankung hatte sich vom gefährlichen zellulären Stadium in das ungefährlichere und leichter heilbare humorale Krankheitsstadium zurückverlagert. Je gesünder nämlich die Zellen und Gewebe geworden waren, desto besser konnten sie sich ihrer Giftstoffe entledigen, wodurch der Giftspiegel in allen Säften zunächst ansteigen mußte. Allmählich klangen diese Symptome wieder mehr ab, aber nun schmerzten Nieren, Leber und Magen; der ganze Bauch war sehr empfindlich; die Stühle übelriechend, der Leib aufgetrieben. Einige Monate nach der 3. Kur war der Patient beschwerdefrei, zeigte normale Harnsäurewerte und fühlte sich wesentlich gesünder und leistungsfähiger als vor seiner Erkrankung. Sein leichtes Hinken, bedingt durch die Zehenoperation war nicht mehr zu beseitigen.

TEIL III

Die Blut- und Säftebehandlung

*Wenn Dir meine Theorie nicht gefällt, so
laß Dir meine Praxis gefallen. Sie wird Dir
mehr nützen.* PARACELSUS

Die blut- und säftereinigende Behandlung ist sowohl bei den
meisten chronischen, wie auch bei einer großen Zahl von akuten
Erkrankungen angezeigt. Es ist aber nicht gleich, ob chronische Leiden, wie etwa eine langjährige Darmträgheit, oder
akute Erkrankungsformen, wie ein fieberhafter Grippalinfekt
zu behandeln sind. Dementsprechend zeigt die säftereinigende
Therapie zwei grundsätzlich verschiedene Behandlungsformen:

FORM I
- zur Vorbeugung und Erhaltung der Gesundheit (z. B. im stillen Stadium);
- zur allgemeinen Entschlackung und Regeneration (z. B. in der Verschlackungsphase);
- zur grundlegenden Behandlung chronischer
Störungen und Leiden (z. B. in chronischen
Phasen des humoralen und zellulären Stadiums).

FORM II
- zur Heilung akuter Erkrankungen, insbesondere Erkältungs-, Grippal- und sonstiger
Infektionskrankheiten der Kinder und Erwachsenen (= Ausscheidungs- und Antwort-
phasen).

FORM I DER BLUT- UND SÄFTEBEHANDLUNG

Ganz allgemein dient diese der Vorbeugung, Gesundheits-
pflege, Entschlackung und Regeneration; darüber hinaus — soweit als möglich — der Heilung oder zumindest Besserung von
Störungen und Leiden.

Das Ziel ist die bestmögliche Reinigung, Entgiftung und Gesundung aller Körpersäfte. Als Auswirkung davon befreit sich
der Organismus vom Schadhaften, Verbrauchten und Krankhaften. Die körperlich-seelische Einheit Mensch findet dadurch zu
einer verbesserten Gesundheit, Widerstandskraft und Lebens-
freude. Wie sehr dies tatsächlich der Fall ist, haben längst unge-
zählte Millionen Menschen bewiesen, die im Sinne der alten,

seit Jahrtausenden von allen Kulturreligionen empfohlenen Gebote gefastet, oder — was heute aktueller ist — die sich ärztlich gelenkten Heilfasten-, Entschlackungs- oder Ableitungskuren unterzogen haben.

Auf alle Fälle steht fest: eine grundlegende Blut- und Säftebehandlung ist nur möglich, wenn man sich nicht nur in einer, sondern in jeder erforderlichen Hinsicht heilungsfördernd verhält. Gewiß kann man schon durch verschiedene Wasseranwendungen allein im Sinne von KNEIPP, PRIESSNITZ, KUHNE usw. säftereinigend und heilsam wirken; oder durch systematische Gymnastik, Fitnesstraining, Joga, Atemübungen, Kostumstellung usw. Aber wenn man sich gleichzeitig in anderer Hinsicht gesundheitswidrig verhält, dann können alle diese Bemühungen nur wenig bringen. Wenn etwa der Zuckerkranke weiterhin disziplinlos ißt, der Darmkranke Abführmittel-Mißbrauch treibt, der Besitzer eines Gas-Kotbauches unverändert sein Schlemmerleben führt; oder wenn man durch Überkonsum von Bohnenkaffee, Alkohol, Süßigkeiten, Fleisch, Schweineprodukten, Drogen usw. seinen Säftezustand weiterhin verschlechtert: Dann bewirken die angeführten Bemühungen kaum mehr als ein Tropfen auf dem heißen Stein. Dies gilt auch für die Kranken, die sich teure Bäderkuren leisten oder die sich solche Kuren von Krankenkassen bezahlen lassen, falls sie gleichzeitig eine überkalorische Gasthaus- oder Kurhauskost verzehren; oder wenn sie durch Mehrtrinken von Alkohol und Bohnenkaffee oder Mehrrauchen usw. die Heilwirkung der Bäder untergraben.

Je wirksamer die vier wichtigsten Blutreinigungsorgane: Verdauungsapparat, Lungen, Nieren und Haut in den Therapieplan einbezogen werden, desto besser ist das Behandlungsergebnis. So selbstverständlich dies erscheint, so eigentümlich mutet es an, daß bei der Mehrzahl aller Therapieformen ausgerechnet auf das wichtigste Blutreinigungssystem, auf das Verdauungssystem, weitgehend vergessen wird. Dies gilt nicht nur für die meisten Therapien der offiziellen Medizin, deren Krankenhausküche ja exemplarisch ist für den kleinen Stellenwert, der dem Ernährungs- und Verdauungsgeschehen eingeräumt wird. Dies gilt auch für viele ganzheitsmedizinische biologische Verfahren, für KNEIPP-, Terrain-, HOT-, ARDENNE-, Ozon-, Frischzellen-,

Geriatrie- und Bäderkuren; dies gilt ebenso für homöopathische Behandlungen, Neuraltherapie, Akupunktur u.a.m.: Das Verdauungssystem bleibt oft unbeachtet. Dies erkennt man leicht an den die jeweilige Kur begleitenden Ernährungsvorschriften. Meist fehlen sie überhaupt. Von rühmlichen Ausnahmen abgesehen interessiert sich niemand für die Ernährungsweise des Patienten. Mag er sich ungesund ernähren wie er will; mag er seine Kost hinunterschlingen oder überkalorisch essen; sich zu große Mengen von Fleisch, von Gebackenem, von Fett, von Süßkost oder von Bohnenkaffee einverleiben; oder mag er andere verdauungsbelastende Fehler machen; gleichgültig: sie werden nur selten beachtet und noch seltener abgestellt. Wenn der Patient nicht gerade im Kurhaus verköstigt wird (und da oftmals verkehrt!), bleibt beim Essen einfach alles beim alten, so, als würden Fehler in der Ernährungsweise für den Gesundheitszustand des Menschen keine Rolle spielen. All dies in einer Zeit, in der oft schon das einfache Volk beim vielfach überfütterten Wohlstandsbürger dieser Konsumgesellschaft vom „Selbstmord mit Messer und Gabel" spricht und wo man schon allgemein erkannt hat, daß ein hoher Prozentsatz aller Erkrankungen dieser Zeit mehr oder minder — das Volk sagt „angefressen", richtiger gesagt: — durch Fehlernährung zustande gekommen ist. Solche Folgen der Fehlernährung weisen aber keineswegs nur jene Personen auf, die sich durch ihre Konturen als Übergewichtige oder Schlemmer verraten. Im Gegenteil! Besonders oft sind es auch die Schlanken und Überschlanken, die durch Fehlernährung geschädigt sind. Ihr Verdauungsapparat besitzt nur nicht die Vitalität, jede Fehl- oder Überernährung gleich mit Fettspeicherung und Gewichtszunahme beantworten zu können. Bei ihnen reagiert der Darm um so mehr mit Speisenstagnation, mit Nahrungszersetzung und Giftbildung im Inneren.

PARACELSUS sagte:

Alle Dinge sind Gift und nichts ohne Gift. Allein die Dosis macht, daß ein Ding kein Gift ist.

Jedes Übermaß an Nahrungszufuhr, besonders jedes ZUVIEL an hochwertigsten Nahrungsmitteln, wie an tierischem Eiweiß oder ebenso an Rohkost, ist eine Überdosis. Jede Überdosis wird durch krankhafte Ablagerung oder Zersetzung zum Schadensfaktor, zum Gift. Zu große Mengen von rohem Obst fallen im Darm der Gärung anheim, wobei fuselartige giftige Alkohole, wie Propanol und Butanol entstehen[1]. Zu großer Fleischkonsum wieder führt zu den Eiweiß-Mastkrankheiten, das heißt zu Ablagerungen mit zunehmender Verdickung der Blutgefäße, die unter anderem schließlich Bluthochdruck, Herzinfarkt, Rheumatismus, Schlaganfall usw. hervorrufen können[2]. Zwar wollen dies nur die Wenigsten hören, aber es ändert nichts an der Tatsache:

Wir leben in einer Massenkonsum- und Überflußgesellschaft. Dies wirkt sich unweigerlich auf jeden einzelnen aus. Seit über dreißig Jahren gibt es hierzulande keine kargen Zeiten mehr, keine kargen Monate, nicht einmal karge Wochen oder auch nur Tage. Es gibt keinen auf kurze Zeit hindurch anhaltenden gesunden Hunger. Wir bekommen praktisch jederzeit alles, was wir uns nur wünschen, und davon so viel als wir wollen: also reichlich bis überreichlich. Das gesunde Training durch einen ausgleichenden Wechsel, also durch einen kurzfristigen Mangel in der Nahrungszufuhr existiert nicht mehr. Das verwöhnt und verweichlicht, schafft ungesunde Abhängigkeiten, ja ist generell schädlich.

Der menschliche Organismus ist mit einer Fülle von Speichersystemen ausgestattet. Speicher sind sehr wertvoll, aber sie dürfen nicht nur gefüllt, sondern müssen von Zeit zu Zeit entleert werden. Eine zeitweilige Einschränkung ist daher für die Erhaltung der Gesundheit genauso wichtig, wie in der übrigen Zeit eine ausreichende Ernährung. In einem längeren Zeitraum der Überfülle tötet das Ausbleiben des Hungers genauso viele Menschen (oder macht sie lebensunwert, siech), wie der Hunger in einer Hungersnot. Nicht nur die Millionen an Hunger sterbenden Menschen in Notgebieten der dritten Welt stellen eine Schande für die menschliche Gesellschaft dar, sondern genauso die am ununterbrochenen Überfluß zugrundegehenden oder dahinsiechenden Wohlstandsbürger.

---

[1] ROHLFFS, RODRIAN; PIRLET: Intestinale Autointoxikation und Kanzerogenese. Münch. med. Wschr. 118 (1976) Nr. 41.

Von 1948 bis 1978 ist die Todesrate an Herzinfarkt pro Jahr um das Zwanzigfache angestiegen! Nach den Untersuchungen von Prof. WENDT ist dies vorwiegend auf den ununterbrochenen Überkonsum an tierischem Eiweiß (Eiweißmast) zurückzuführen[2]). Ähnliche Anstiege zeigen aber auch die allermeisten anderen chronischen Krankheiten. Wenn dies heute trotz aller Errungenschaften der modernen Medizin der Fall ist; wenn die Grundgesundheit der Bevölkerung schlechter wird; wenn immer mehr Krankenhäuser, mehr Ärzte, mehr Medikamente benötigt werden; dann schreit dies förmlich nach einer ursächlichen Behandlung gegen die Schäden von Wohlstand, Fülle und Überfülle! Es ahnen heute wohl die meisten Wohlbeleibten und Übergewichtigen, welchen Tatsachen sie ihren vorgewölbten Bauch, ihre rundlichen Proportionen und ihre Risikofaktoren verdanken: das Schlechterwerden ihrer Blutbefunde, die Neigung zu Gicht, Rheumatismus, Diabetes, Gelenks- und Wirbelsäulenleiden, Arthrosen, Gefäß- und Herzerkrankungen, Hochdruck, Verkalkung usw. Dies ahnen aber nicht die Schlanken und Mageren, weil sich ihre Fehlernährung nicht oder nur wenig auf ihre Figur, auf ihr Gewicht oder auf die genannten Risikofaktoren schlägt. Bei ihnen wirkt sich dafür oft schon jeder kleine Ernährungsfehler anderwärtig aus, zum Beispiel fördert er Symptome der Verdauungsschwäche, verlängerte Verweildauer der Speisen im Magen-Darmtrakt, Gärungs- und Fäulnisvorgänge, Luftaufstoßen, Aufgetriebensein, Völlegefühl, Blähungen, Stuhlprobleme, Verstopfung oder gärig-breiige Stühle, Giftbelastung der Körpersäfte, Blässe, Schwäche, schlechter Appetit, Müdigkeit, Unterdruck, Benommenheit, Frieren, Infektneigung usw. Daher: Gleichgültig ob dick oder dünn:

Beim heutigen Zivilisationsmenschen besteht ganz allgemein eine Dauerbelastung seines Verdauungssystems mit Bildung von schädlichen Stoffen im Darm, die über die Blut- und Lymphbahn den Gesundheitszustand des Organismus untergraben. Die Wirkung solcher „trüben Quellen" beginnt im stillen Stadium. Aus allen diesen Gründen ist eine grundlegende

---

[2]) Prof. Dr. L. WENDT: Gesundwerden durch Abbau von Eiweißüberschüssen. Erfahrungsheilkunde 32 (1983) 837—850.

Blut-und Säftereinigung ohne entsprechende Ernährungseinschränkung und ohne Darmsanierung bestenfalls eine halbe Maßnahme.

EINLEITUNG DER MILDEN ABLEITUNGSKUR
UND DER MAYR-KUR
DIE VORKUR

> *Menschen, die meinen, öfter als zweimal*
> *am Tage essen zu müssen, sind Barbaren.*
> SOKRATES

Vor jede Therapie haben die Götter die Diagnose gestellt. Mit Recht. Zunächst soll die Ausgangssituation des Patienten durch den Arzt festgestellt werden. Dafür ist die diagnostische Methode nach Dr. F. X. MAYR besonders günstig, da sie viele Schädigungen des Verdauungsapparates, insbesondere des Dünndarms, objektiv aufdeckt. Von der Diagnose hängen viele Einzelheiten der Kurdurchführung ab, daher ist unbedingt ein diesbezüglich ausgebildeter Arzt zu Rate zu ziehen[1]).

Die Einstellung des Kuraspiranten soll natürlich ebenso interessiert sein wie die des leidenschaftlichen Autofahrers, der sein Fahrzeug von einem Fachmann überholen läßt. Dieses Mal soll ja bei ihm selbst ein „Ölwechsel" und „Austausch verrußter Kerzen" vorgenommen werden, ein „Service", das sich oft schon als viel dringender erwiesen hat, als die Überholung seines Fahrzeuges.

Zur Auswahl stehen mehrere Kurvarianten.

Im stationären Sanatoriumsbetrieb wird je nach Bedürfnis und Notwendigkeit im Einvernehmen von Kurarzt und Kurgast gewählt zwischen:

1. Heil- oder Teefasten nach F. X. MAYR
2. Milchdiätkur nach F. X. MAYR
3. MILDE ABLEITUNGSKUR

Für die ambulante Kurdurchführung, auch bei gleichzeitiger Berufsausübung, stehen zur Wahl:

1. die MILDE ABLEITUNGSKUR
2. die Milchdiätkur nach F. X. MAYR

---

[1]) Eine Liste der ausgebildeten MAYR-Ärzte ist auf Anfrage zu erhalten von der „Gesellschaft der MAYR-Ärzte", Postfach 10 28 40, D-6900 Heidelberg.

Bei der ambulanten Kur ist die Wahl einfach: man beginnt fast immer mit der leicht durchzuführenden VORKUR. Nach ein bis zwei Wochen VORKUR ersieht der Arzt aus dem bisherigen Verlauf, ob es nun günstiger ist, diätetisch im wesentlichen gleich zu bleiben und mit den Zusatzmaßnahmen der MILDEN ABLEITUNGSKUR einzusetzen, oder ob es sich nun empfiehlt, mit der Milchdiät zu beginnen.

DURCHFÜHRUNG DER VORKUR

Wenn vom Arzt nicht anders bestimmt, sind bei der VORKUR acht Anweisungen einzuhalten:

1. Berieselung des Verdauungsweges durch salinische Wässer (morgens)
2. Trockenbürsten ⎫
3. Wechselduschen ⎬ morgens und abends
4. Wahre Eßkultur ⎭
5. Regelung und Disziplinierung der Mahlzeiten
6. Entspannungspause vor dem Mittagessen
7. Zeitiges Schlafengehen
8. Trinkkur

1. BERIESELUNG DES VERDAUUNGSWEGES DURCH SALINISCHE WÄSSER

Täglich morgens nüchtern wird $^1/_4$ Liter lauwarmes Wasser (oder dünngebrühter Kräutertee) mit einem gestrichenen Teelöffel Bittersalz getrunken. Zur Geschmacksaufbesserung kann ein wenig Zitronensaft beigefügt werden, so daß das Getränk nach einem etwas bitteren Grapefruitsaft schmeckt. Anschließend Punkt 2 und 3.

Bei Durchfallneigung wird der Arzt in der Regel Karlsbadersalz (eine Messerspitze bis einen Teelöffel) dem Bittersalz vorziehen.

Auch das seit alters her gerühmte Glaubersalz kann verordnet werden, oder Kruschensalz oder das wohlschmeckende F. X. Passagesalz[1]).

---

[1]) F. X. Passagesalz, Virgil Mayer, Bad Cannstatt.

Bei hartnäckiger Verstopfung, die auf obige Salzlösung nicht anspricht, verordnet der Arzt vorübergehend meist zweimalige Einnahme derselben Dosis, so daß sich meist in Kürze durch regelmäßiges Einnehmen regelmäßige Entleerungen einspielen.

Es gibt heute Patienten, die gegen solche salinische Salze voreingenommen sind, da sie die oft in Spitälern verabreichten hochkonzentrierten Dosen (mehr Salz in weniger Wasser) schlecht vertragen und den Geschmack widerlich empfunden haben. Im Gegensatz dazu wird die hier vorgeschriebene Dosierung nach Dr. MAYR immer gut vertragen. Dies ist verständlich, da hier die Salzlösung eine Konzentration besitzt, die der Gewebeflüssigkeit ungefähr entspricht. Sie rieselt den Magen-Darm-Kanal hinunter, löst nach und nach von seinen Wänden alte Speise- und Kotreste ab und schwemmt sie dem Darmausgang zu. Sie wirkt auf Leber, Galle und die übrigen Verdauungsdrüsen reinigend und sekretionsfördernd und unterstützt den Verdauungsapparat in seiner Aufgabe, die Körpersäfte zu entgiften.

Durch die Salzlösung nimmt der Stuhl zunächst meist flüssige Form an und wird 1—2(—3)mal täglich abgesetzt. Nur wenn große Mengen oder besonders giftige reizende Schlacken ausgeschwemmt werden, können viel zahlreichere Entleerungen auftreten. In solchen Fällen kann vorübergehend die Salzdosis weggelassen oder vermindert werden. Mit der Ausscheidung treten nicht selten Kotsteine und charakteristische Reste von Speisen zu Tage, die vor Monaten zum letzten Male genossen wurden. z. B. Schalen von Obst. Auch beträchtliche Mengen übelriechender giftig zersetzter mißfarbiger Stuhlmassen können entleert werden. Häufig kommen aber auch „nur enttäuschend geringe" Ausscheidungen zum Vorschein. Dies trifft besonders bei jenen Darmkranken zu, bei denen die übrigen Ausscheidungsorgane schon seit langem gezwungen sind, dem geschwächten Darm möglichst viel von seiner Arbeit abzunehmen. An Stelle normaler Stuhlmengen treten meist Harnflut, übelriechende Hautausscheidungen und schlechter Mundgeruch vorübergehend auf. Gerade solche Kranke brauchen besonders konsequente Kurdurchführung.

2. TROCKENBÜRSTEN

Morgens, nach Einnahme der Salzdosis, sowie abends vor dem Schlafengehen wird der ganze entblößte Körper — tunlichst bei offenem Fenster — mit einer trockenen, nicht zu großen Borstenbürste kurz abgebürstet[1]). Damit wird die Haut besser durchblutet und durchwärmt. Bei schlechtem Kreislaufzustand und bei großen Krampfadern soll vorsichtig in Richtung zum Herzen hin gebürstet werden. Sonst hingegen empfiehlt sich überall das einfache Hin- und Herbürsten, wie Schuhewichsen und das Bürsten in Kreistouren, bis der ganze Körper durchgearbeitet ist. Die Dauer soll 2—3 Minuten nicht überschreiten. Das Trockenbürsten bewirkt Kapillartraining und Aktivierung der Hautfunktionen. Wird die Haut jedoch allmählich zu trocken, dann ist weniger und seltener zu bürsten und die Haut öfter mit einem Hautpflegeöl einzureiben. Sofort im Anschluß an das Trockenbürsten morgens und abends erfolgt Wechselduschen.

3. WECHSELDUSCHEN

Man duscht im Stehen mit einer Handbrause den ganzen Körper warm bis heiß so lange ab, bis wohlige Durchwärmung („durch und durch") und Rötung der Haut eingetreten sind. (Kreislaufschwache dürfen anfangs nur kurz und nicht zu heiß duschen!) Dabei bleibt die Badewanne verschlossen, so daß der sich Brausende im warmen Wasser steht. Sodann schaltet man auf ganz kalt (!) um, holt vorerst tief Luft und atmet stets — solange kalt geduscht wird — durch den Mund aus. Als erstes führt man den kalten Wasserstrahl von den Zehen des rechten Fußes im raschem Zug das Bein bis zur Leiste aufwärts und wieder zurück. Dann atmet man wieder tief ein. Es folgt das linke Bein (dabei ausatmen). Bei gleicher Atmungsart (vorher ein- während des Duschens ausatmen!) werden sodann der rechte und hierauf der linke Arm kalt geduscht, dann After und Geschlechtsteil, Bauch, Brust, Gesicht, wobei mit dem Strahl

---

[1]) Sehr geeignet dafür sind auch die im Reformhaus zu beziehenden rauhen Handschuhe oder Waschlappen zum Trockenbürsten.

kleine Kreisbewegungen gemacht werden. Der Rücken soll vom Ungeübten vorerst nicht kalt geduscht werden.

Sofort anschließend wird der Körper mit einem Frottierhandtuch kräftig trocken gerieben, bis die Haut gut gerötet und wohlige Durchwärmung eingetreten ist.

Nach dem Abendduschen kann an Stelle des Trockenfrottierens auch bloßes Abstreifen der Nässe mit der Hand erfolgen, worauf gut zugedeckt nachgedünstet wird (fördert tiefen Schlaf!).

Bei fixierter Dusche verfährt man sinngemäß, indem ein Körperteil nach dem anderen kurz unter den Strahl geführt wird.

Das Kaltduschen darf immer erst nach vorheriger Durchwärmung und jeweils nur kurz vorgenommen werden. Tritt im Anschluß an Wechselduschen Frösteln oder Kältegefühl auf oder bleibt die erwünschte „Neubelebung" aus, dann wurde fehlerhaft vorgegangen. Besonders Kälteempfindliche sollen behutsam beginnen und das anfangs auf Arme und Beine allein gezielte Kaltduschen allmählich so steigern, daß jedesmal die richtige Reaktion mit anhaltender Durchwärmung eintritt. Andernfalls müßte die Kälteanwendung zunächst zurückgestellt werden.

Da jede Kälteanwendung, auf die Durchwärmung folgt, aktive Wärmetherapie darstellt, wirkt sich das Wechselduschen — entgegen der allgemeinen Laienauffassung — auch bei Gelenk- und Muskelrheumatismus, bei „Hexenschuß", Erkältungs-und Infektionskrankheiten sehr vorteilhaft aus. Die Belebung von Kreislauf und Hautfunktionen sowie der Entgiftungseffekt macht die Wechseldusche zu einer wichtigen Hilfsmaßnahme jeder blutreinigenden Therapie. Die Wasser- und Kältescheuen, die ewig Verkühlten, die Stubenhocker, die kreislaufschwachen Kaffeesüchtigen, die Bewegungsträgen und die „Bürohämorrhoidariker" benötigen sie besonders dringend.

Wo eine Duschmöglichkeit fehlt, dort stellt sich der Badende in ein Gefäß mit heißem Wasser und frottiert sich energisch und schnell mit einem wiederholt einzutauchenden Waschlappen den Körper heißfeucht ab. Anschließend bleibt er im warmen Wasser stehen, taucht jedoch den Waschlappen in kaltes Wasser und reibt sich feuchtkalt ab, bis die Haut überall gut gerötet ist.

4. DIE WAHRE ESSKULTUR

*Die Mundverdauung ist der Zündkopf für
unser Stoffwechselleben.*

W. E. LOECKLE[1])

Der heutige Mensch mit all seiner Nervosität, Hast und Ungeduld benötigt gründliche Umerziehung zu richtigem Essen. An Stelle des fast allgemein üblichen schlampigen Kauens und verfrühten Hinunterschlingens der Speisen, anstatt der Untugenden, Diskutieren, Zeitunglesen oder Fernsehen während der Mahlzeit, sowie im Gegensatz zu anderen Fehlern, die sich mit einer gesunden Art der Nahrungsaufnahme nicht vereinbaren lassen, muß jetzt wahre Eßkultur treten.

Bei Beachten der selbstverständlichen Voraussetzungen, wie appetitliches Anrichten der Speisen, Konzentrieren auf das Essen und Zeit lassen zum Essen, kommt es jetzt darauf an:

○ nur kleine Bissen in den Mund zu nehmen,

○ viel langsamer, mit Behaglichkeit zu essen,

○ wesentlich gründlicher zu kauen (in der Regel 50mal pro Bissen),

○ um ein Vielfaches besser einzuspeicheln, und

○ jeden einzelnen Bissen auszuschmecken und durch und durch zu genießen.

In der ersten Zeit der Umstellung auf solche Eßweise soll man die K a u a k t e gewissenhaft zählen, um wieder gründlich kauen zu lernen. Nur dadurch wird das bereits automatisch erfolgende Hinunterschlingen der ungenügend zerkauten Speisen verhindert und der Eßvorgang in Kontrolle gebracht. Auch muß man sich konzentrieren, jeden Bissen mit genügend Speichel zu vermischen, was anfangs nicht beachtet wird und auf Schwierigkeiten stößt.

Durch das übliche fehlerhafte Essen sind bei den meisten Menschen die Speicheldrüsen verkümmert, leistungsschwach geworden und arbeiten so schlecht wie Muskeln, die jahrelang kaum geübt wurden. Daher müssen die Speicheldrüsen jetzt um

---

[1]) LOECKLE, W. E.: Mundverdauung und Krebsvorsorge. Vittorio Klostermann, Frankfurt/Main 1961.

so gründlicher in den Eßvorgang eingeschaltet, geübt und wieder funktionsfähig gemacht werden. Wie die Muskeln des Sportlers durch Training immer tüchtiger werden, so erstarken auch die Speicheldrüsen durch wahre Eßkultur.

Wie notwendig solche Umschulung im Essen ist, davon kann sich der heutige „Durchschnittsesser" keine richtige Vorstellung machen. Er muß die günstigen, tief eingreifenden Resultate dieser Umerziehung erst selbst erleben, um sie glauben zu können[1]). Solche Eßweise ist Voraussetzung für den Erfolg der Reinigungskur und zählt zu den Grundgeboten der echten Gesundung und Gesunderhaltung. Man bedenke:

Je besser gekaut und eingespeichelt wird, desto besser wird die Nahrung vorverdaut und weiterverdaut. Nur von der Mundhöhle aus — durch gutes Kauen und Einspeicheln — können wir den Verdauungsvorgang und die Säftebildung zu unserem Vorteil beeinflussen. (Der Säftestrom beginnt im Verdauungstrakt zu fließen!) Nach einem schlampigen Essen, wenn die schlecht gekauten, mangelhaft eingespeichelten Speisen im Magen oder Darm liegen, sich zersetzen, durch Gärung und Fäulnis Säuren und Gase bilden, und die Säftevergiftung vom Darm aus einleiten, sind wir machtlos und können uns nur vornehmen, das nächste Mal richtig zu essen. Da gute Vorsätze gerade in diesem Punkt nur allzuleicht vergessen werden, muß das Bemühen richtig zu essen, strengstens und so lange mit unerbittlicher Konsequenz (Selbstdisziplin!) durchgeführt werden, bis die Eßkultur in Fleisch und Blut übergegangen ist.

Das gründliche Essen festigt das Zahnfleisch, macht die Zähne fester sitzend, kräftigt die Kaumuskeln und steigert Produktion und Verdauungskraft des Speichels. Das Essen schmeckt besser, weil die Geschmacksstoffe der Speisen besser zugängig werden. Man kann solange essen als es schmeckt, ohne fürchten zu müssen, zuviel zu essen, weil bei dieser Nahrungsaufnahme der Magen seine Fähigkeit, die Sättigung rechtzeitig zu melden, allmählich wieder zurückgewinnt (Neuerwek-

---

[1]) Näheres darüber im Kapitel „Wie soll man essen?", das auch auf die Ergebnisse des Amerikaners H. FLETCHER eingeht, in RAUCH, E.: Die Darmreinigung nach Dr. F. X. MAYR. Karl F. Haug Verlag, Heidelberg.

kung des Sättigungsreflexes). Wahre Eßkultur ist daher das beste und billigste Mittel, ohne Hunger zu empfinden, sich aus einem Vielfraß in einen normalen Esser rückzuverwandeln. Der Verdauungstrakt wird entlastet, erholt und reinigt sich, Blut und Gewebe entschlacken sich, und wir stehen ohne Medikamente in Kürze in spürbarer gesundheitlicher Aufwärtsentwicklung.

Gut gekaut ist halb verdaut!
Gut verdaut ist gut gelaunt!

Zu Speisen, die sich wegen ihrer weichen Konsistenz schlecht kauen lassen, nimmt man ein Stück alten Brotes oder die Kursemmel nach Dr. Mayr. Diese ist eine etwa 3 Tage alte Semmel, die härter als eine Schneidesemmel, aber weicher als eine Reibesemmel ist. Durch ihre Beschaffenheit zwingt sie zu festem Kauen und gründlichem Einspeicheln. Nach der Kur nur mehr vollwertiges Brot essen!

5. REGELUNGEN UND DISZIPLINIERUNG DER MAHLZEITEN

Die Mahlzeiten geben uns Gelegenheit, unsere Selbsterziehungskraft zu erproben. Im Sinne Dr. Mayrs sind jetzt nur 2 reguläre Mahlzeiten gestattet:

1. Das Frühstück (frühestens eine halbe Stunde nach Trinken der salinischen Lösung)
2. Das Mittagessen (frühestens 4 $^1/_2$—5 Stunden nach dem Frühstück).

Im allgemeinen wird während der Vorkur noch keine Diät verordnet, jedoch soll nur solche Kost gewählt werden, die sich nach der eigenen Erfahrung als leicht verträglich bewährt hat.
Die Zwischenmahlzeiten am Vor- und Nachmittag, Obstjausen, Nachmittagskaffees usw. entfallen, damit sich der Verdauungsapparat zwischen den Mahlzeiten unbehindert reinigen kann. Es verzögert jede, auch die kleinste Zwischenmahlzeit den Kurerfolg.

Das Trinken:
Zur Verdünnung und Ausschwemmung von in Bewegung

geratenen Giftstoffen ist es sehr wichtig, oftmals Kräutertee, Wasser oder kohlensäurearme Mineralwässer zu trinken. Wenn nicht anders verordnet, sollen täglich 2—3 Liter getrunken werden! Trinken von heißen Kräutertees verschafft im Falle eines Hungergefühls Sättigungsempfindung. Bei etwaigen Übelkeiten, die gelegentlich als Entgiftungsreaktionen vorkommen, ist Trinken zur Giftausschwemmung erforderlich. In jenen seltenen Fällen, bei denen anfangs trotz des Trinkens ein starkes Eßbedürfnis nicht schwindet, ja sogar quälend wird, dort ist gründlichstes Kauen der Kursemmel nach MAYR (aber nichts anderes!) jederzeit gestattet.

Die Abendmahlzeit besteht nur aus 1—3 Tassen heißen Kräutertee, z. B. Lindenblüten-, Melissen-, Erdbeer-, Brombeerblättertee, evtl. mit einem Teelöffel Honig und etwas Zitronensaft angereichert. Im Falle eines Hungergefühls wird dazu eine Kursemmel nach MAYR vorschriftsmäßig eingenommen.

Kräutertees werden am besten aus Kräuterhandlungen bezogen. Pro Tasse wird nur eine Prise Tee (die Menge, die leicht von drei Fingern erfaßt wird) mit kochendem Wasser überbrüht und zwei Minuten ziehen gelassen.

Grund für die Einschränkung der Abendmahlzeit:

> *Der Darm geht mit den Hühnern schlafen und steht mit ihnen wieder auf.*
> FRANZ XAVER MAYR

Die Abendmahlzeit ist die ungünstigste aller Mahlzeiten, da sie die Verdauungsorgane zu jener Zeit belastet, in der sie Ruhe benötigen. Über Nacht befindet sich der Verdauungsapparat in seiner natürlichen Ruhephase. Die Speisen des Nachtmahls werden daher weniger verarbeitet und ungenügend verdaut. Wenn aber in den Morgenstunden der Darm wieder lebhaft zu arbeiten beginnt, dann gelangen die Verdauungsprodukte und Zersetzungsgifte jener Kost, die über Nacht im Darm minderwertig geworden ist, in die Blutbahn. Daher ist es verständlich, daß so viele Menschen gerade des Morgens wie vergiftet, wie narkotisiert oder wie nach einer durchzechten Nacht aussehen, obwohl sie nicht zu spät zu Bett gegangen sind. Viele haben ein blaßweißes verquollenes und verklebtes Gesicht, belegte Zunge, schlechten Mundgeschmack, Mundgeruch, struppige Haare, bleierne Müdigkeit und andere Vergiftungssymptome. Hier findet sich auch der Grund, warum zahlreiche Menschen gerade des Morgens appetitlos sind, ja sogar Ekel vor einem Frühstück besitzen, während am späteren Vormittag, wenn die nächtlich entstandenen Darmgifte ausgeschieden sind, bei ihnen Appetit und sogar Heißhunger auftritt. Dieser Säftevergiftung durch Zersetzung des Nachtmahls begegnen wir durch Einschränkung der Abendmahlzeit.

6. ENTSPANNUNGSPAUSE VOR DEM MITTAGESSEN

Vor dem Mittagessen schaltet der Patient eine Entspannungspause ein. In dieser soll er sich von Berufsproblemen, von Unerfreulichem und Belastendem frei machen, soll zwischen Alltag und Mahlzeit eine innere Trennwand aufrichten und sich erholen.

Essen ist ein kombinierter seelisch-körperlicher Vorgang. Ein Mensch, der unter dem Druck vorangegangener Unannehmlichkeiten steht und dabei eine Mahlzeit einnimmt, kann sich damit mehr schaden als nützen.

Bei manchen Personen genügt eine kurze Entspannungspause; wenige Minuten freudigen Erwartens der Mahlzeit reichen völlig aus, um gute Appetitsaftbildung im Magen und gesteigerte Bekömmlichkeit zu erwirken.

Während der Kur sollen jedoch alle Patienten, soweit sie es nur irgendwie ermöglichen können, sich alltäglich vor(!) dem Mittagessen auf $^1/_2$ Stunde niederlegen!
Dazu sollen sie sich eine heiße Wärmflasche oder noch besser einen Dunst-Thermophor auf den Bauch legen.

Technik des Dunst-Thermophors: Ein Handtuch wird in warmes Wasser getaucht, ausgewunden, gefaltet und auf den Bauch gelegt. Darauf kommt eine heiße Wärmflasche[1]). Nach Abnahme der Packung reibt man die behan-

---

[1]) Zur Wirkungssteigerung kann man noch über die Wärmeflasche und rund um den Leib ein trockenes Frottierhandtuch legen.

delte Stelle kurz kaltfeucht ab, daß sich die Poren wieder schließen.

Um die Bedeutung dieser Maßnahme zu betonen, sei bemerkt, daß viele Ärzte ihren Patienten, die sich niederlegen müssen, erklären, daß sie jede weitere Behandlung ablehnen würden, sollte gerade diese Anordnung nicht strikt durchgeführt werden (!). Der Dunst-Thermophor fördert die Durchblutung, Entgiftung und Gesundung aller Bauchorgane, besonders der Leber, Galle, des Magens und Dünndarmes. Bei Leberschaden und Darmentzündung ist er unentbehrlich.

Der Dunst-Thermophor soll nicht verwendet werden:

1. Während der Menstruation (Steigerung der Blutung!)
2. Bei Erkrankungen mit Unterleibs- oder Darmblutungen
3. Während der Schwangerschaft

7. ZEITIGES SCHLAFENGEHEN MIT BAUCHWICKEL

Wegen des Wertes des Schlafes vor Mitternacht ist zeitiges Schlafengehen geboten. Es liegt am Arzt, den für den Einzelfall spätesten Zeitpunkt zum Schlafengehen festzusetzen. Der Kurkandidat bedenke, daß er in einer Kur steht und daß daher vermehrter Schlaf nötig ist. Das unentwegte Fernsehen, das heute bei Unzähligen allabendlich den Einschlaftermin bis in die späten Nachtstunden verzögert, ist weder für Augen noch für Nerven günstig. Auch dürfte es das Seelen- und Familienleben der wenigsten vertiefen, so daß Fernsehverbot oder zumindest frühzeitiges Abschalten zur Therapie gehört.

Beim abendlichen Niederlegen wird ein Bauchwickel angelegt, ein Prießnitzumschlag (S. 143) oder ein Dunst-Thermophor. Ersterer kann über die ganze Nacht, letzterer soll mindestens $1/2$ Stunde angelegt bleiben. Schläft der Behandelte schon vor dieser Zeit ein, so entfernt er die Packung, sobald er sie nachts verspürt. Die sonst anzuschließende Kaltabreibung entfällt.

8. TRINKKUR

Alle geschilderten Maßnahmen werden durch oftmaliges und reichliches Trinken von einwandfreiem Trinkwasser und

dünn gebrühten Kräutertees, eventuell auch von Mine-
ralwässern (mit keinem oder möglichst wenig Kohlensäurege-
halt) unterstützt. Auch wenn es anfangs nicht leicht fällt: es sollen davon tunlichst zwei bis drei Liter über den Tag verteilt getrunken werden. So wird Ausschwemmung des Verbrauchten
und Schadhaften beschleunigt, und die Blutreinigung vorange-
trieben. Besonders unterstützend erweist sich dabei die spezielle
Heilwirkung einzelner Kräutertees:

Brennesseltee fördert die Blutbildung (Eisengehalt) und
Nierentätigkeit, führt zu vermehrter Ausschwemmung von
Harnsäure und Rheumagiften, regt die Tätigkeit der Darmdrü-
sen an und belebt die Immunabwehr. Die Brennessel allein oder
gemischt mit anderen Kräutertees zählt zu den besten blutbil-
denden und blutreinigenden Heilpflanzen.

Melissentee beruhigt das vegetative Nervensystem, stärkt
es und fördert den Schlaf. Er löst Verkrampfungen im Magen-
Darmtrakt, im Unterleib (Periode), und auch in den Herzkranz-
gefäßen. Melisse fördert wohltuend die Herztätigkeit und hat
sich zur Kurunterstützung bestens bewährt. Frischer Zitronen-
melissentee aus dem Garten schmeckt ganz hervorragend!

Gänsefingerkraut-(Anserinen)-tee: entkrampft wohltuend die Verdauungswege vom Magen bis zum Enddarm, auch
die Nieren und Unterleibsorgane, sowie verspannte Muskeln.
Außerdem fördert er die Ausscheidung schlechter Stoffe über
Darm und Nieren, löst Unterleibskrämpfe (Periode) und treibt
die Entgiftung des Organismus wohltuend voran.

Schafgarbentee: Seine Bitterstoffe tonisieren die Venen,
insbesondere des Unterleibes und des Pfortaderbereiches, kräftigen die Durchblutung des Beckens und Bauchraumes, unterstützen die Leber, beheben venöse Stauungen und Krampfzustände,
entlasten Hämorrhoiden und fördern die Verdauungsfunktio-
nen. Da die Schafgarbe auch noch die Nierentätigkeit steigert,
gehört sie zu den besten Kurtees.

Lindenblütentee: Dieser besonders wohlschmeckende
Tee unterstützt die Kur durch seine wasserausscheidende und
entgiftende Wirkung über Haut, Schleimhäute und Nieren. Er
wirkt auch günstig auf das Nervensystem.

Zubereitung dieser Kräutertees: Eine Prise (die von drei Fingerspitzen leicht erfaßte Menge) kommt in ein Gefäß und wird mit einem halben Liter gerade zu kochen beginnenden Wassers überbrüht. Nur 2 bis 3 Minuten ziehen lassen! Auch ganz helle Tees entfalten heilende Wirkung!

Wegmalven-(Käsepappel)Tee: Es handelt sich um Malva vulgaris nicht zu verwechseln mit der als „Fixmalve" angebotenen Hibiscusart, die einen roten Tee mit saurem Geschmack ergibt, der wegen seines hohen Säuregehaltes zur Kur ungeeignet ist. Der Organismus soll entsäuert werden!! Die Käsepappel enthält Schleim- und Gerbstoffe, die alle entzündlichen Schleimhäute mit einer dünnen Schutzschicht überziehen und die Voraussetzung für allmähliche ungestörte Heilung schaffen. Besonders geeignet bei Entzündungen im Magen-Darmtrakt, der Atemwege, des Kehlkopfs, der Tonsillen und der Harnblase. Wirksamste Zubereitungsform für 1 Tagesration: drei gehäufte Kaffeelöffel Kräuter abends mit einem Liter kaltem Wasser übergießen, morgens abseihen und tagsüber schluckweise trinken.

Andere Heilkräuter: es gibt noch eine Fülle anderer wunderbar wirkender Heilkräuter, die je nach individuellem Bedarf angewendet werden können.

9. VERLAUF UND FORTSETZUNG DER VORKUR

Nach gelegentlichen anfänglichen Schwierigkeiten, bedingt durch die Umstellung oder die mitunter erst allmähliche Einregelung der Salzwirkung, zeigt der Kurpatient schon nach 1—2 Wochen meist ein deutlich verbessertes Befinden. Es ist allgemeine Erleichterung eingetreten, besonders im Bauchraum, wo auch etwaige Magen-, Gallen- oder Darmbeschwerden vermindert oder verschwunden sind. Auch Symptome der Selbstvergiftung, wie Müdigkeit, Benommenheit, Kopfdruck, Depressionen, Gereiztheit, Unverträglichkeit, Herz-, Gelenk- oder Kreuzbeschwerden können schon gebessert oder „wie weggeblasen" sein. Die Untersuchung zeigt fast immer objektive Kriterien der Gesundung: Die erschlaffte oder gequollene Haut ist straffer, die hochrote Gesichtsfarbe blasser, der Bauch kleiner, gasfreier, weicher und weniger empfindlich; Leberschwellung, erhöhter Blutdruck, Ödeme sind häufig vermindert, oder andere abnorme Kennzeichen sind verbessert. Auch das Körpergewicht kann bereits um einige Kilogramm vermindert sein. Je mehr Flüssigkeiten in verquollenen, ödematösen Geweben abgelagert oder abgesackt sind, je stärker die Gewebe von verbrauchten Säften durchtränkt oder „versumpft" sind, desto merklicher tritt Entquellung, Entwässerung und Gewichtsabnahme ein.

Daher nehmen Übergewichtige und von diesen die beschriebenen „Wasserspeicherer" am meisten ab. Es gibt aber auch Untergewichtige, die zahlreiche Gewebe durch abnorme Flüssigkeitsdurchtränkung „überschwemmt" haben, so daß auch bei ihnen Entwässerung und damit Gewichtsabnahme im Interesse ihrer Gesundung stattfinden muß. Die Entschlackung des 7—9 Meter langen Darmkanals bringt ebenfalls Gewichtsentlastung mit sich.

Verliert ein stark untergewichtiger Patient schon nach einer Kurwoche wesentlich an Gewicht, dann spricht dies für einen erheblich beeinträchtigten Gesundheitszustand. Wohl braucht gerade dieser Kranke die Entwässerung und „Entsumpfung" seiner Gewebe, aber auch ein langsames und vorsichtiges Vorgehen und vor allem: Mehr Geduld als die meisten anderen.

Die Gewichtsabnahme wird beim schlanken Patienten von Woche zu Woche geringer, bis keine Abnahme mehr, ja sogar bisweilen schon während der anschließenden Kur Gewichtszunahme eintritt. Da jedoch die Gewichtveränderung vielfach zu irrigen Rückschlüssen führen, treten sie gegenüber den diagnostischen Zeichen an Bedeutung völlig zurück. Nach Dr. MAYR ist die Waage kein verläßliches Gesundungskriterium.

Durch das Ergebnis der VORKUR ermutigt, kommen die meisten Kurpatienten nun erst so richtig auf den „Geschmack" und sind lebhaft daran interessiert, sich den nachfolgenden Kurbestimmungen zu unterziehen.

Dem Arzt obliegt nun die Entscheidung, ob er in dem betreffenden Fall eine MAYR-KUR oder eine MILDE ABLEITUNGSKUR anraten soll.

Schema der VORKUR

(Wird vom Arzt jedem Individualfall entsprechend geändert)

1. Täglich morgens nüchtern $1/4$ 1 lauwarmes Wasser oder Kräutertee mit 1 gestrichenen Teelöffel Bittersalz
2. Nach frühestens ⎱ Eßkultur! Ruhe!
   $1/2$ Stunde Frühstück ⎰ Kleine Bissen!
3. Nach frühestens ⎱ 50 × kauen! Einspei-
   4 $1/2$ Stunden Mittagessen ⎰ cheln! Ausschmecken!
4. Abends: nur 1—2 Tassen Lindenblüten-, Zitronenmelissen-, Malven-, oder Anserinentee (je nach Verordnung, evtl. mit 1 Teelöffel Honig und etwas Zitronensaft, und 1 Kursemmel)
5. Tagsüber oftmals trinken von Kräutertees (pur), Wasser oder Mineralwasser, insgesamt 2 bis 3 Liter!
6. Vor dem Mittagessen Entspannungspause oder Niederlegen auf $1/2$ Stunde mit Dunst-Thermophor
7. Morgens und abends Trockenbürsten des ganzen Körpers, danach heiß und kalt duschen oder abfrottieren, dann mit trockenem Tuch warmreiben
8. Während der Kur abends um (z. B.) 21 Uhr spätestens schlafen gehen
9. Abends PRIESSNITZ-Wickel oder Dunst-Thermophor auf den Bauch
10. Verbote: z. B. sämtliche Medikamente, schweinefetthaltige Kost (Würste, usw.), Bohnenkaffee, Fabrikzucker, Fernsehen.

JE KULTIVIERTER UND DISZIPLINIERTER SIE ESSEN, KAUEN UND EINSPEICHELN, DESTO SCHNELLER WERDEN SIE GESUND!

* * *

DIE ENTSCHLACKUNGS- ODER
DARMREINIGUNGSKUR NACH F. X. MAYR

Diese wurde vom steirischen Arzt Dr. F. X. MAYR (1875—1965) aus dem Heilfasten entwickelt, mittels einer genialen eigenen Diagnostik ausgebaut und fundiert und in 60jähriger Forschertätigkeit immer vollendeter gestaltet. Heute sind es bereits hunderttausende Patienten, die dieser Kur die Erhaltung ihrer Gesundheit, ihre Genesung oder sogar ihr Leben verdanken; die Zahl der Menschen, die regelmäßig MAYR-KUREN durchführen und die sich in der Ernährungsweise nach den Richtlinien MAYRS verhalten, wächst ständig an. Da Dr. MAYR auf keiner Hochschule lehrte, sondern sozusagen als medizinischer Außenseiter — vorwiegend in Karlsbad — seine Entdeckungen machte, werden seine diagnostischen und therapeutischen Erkenntnisse heute noch von keiner Lehrkanzel verkündet und nicht von jeder Krankenkasse anerkannt. Dies konnte aber die Ausbreitung seiner Lehren nicht verhindern. Nur durch unwiderlegbare und oft fast unglaubliche Heilerfolge überzeugt, hat sich heute bereits eine beträchtliche Zahl von Ärzten im In- und Ausland auf die natürlichen Heilmethoden MAYRS spezialisiert und wirkt in Sanatorien, Kurheimen und ambulanten Ordinationen hilfreich auf immer größer werdende Kreise der Bevölkerung ein.

Aus der Tatsache, daß es sich bei der MAYR-KUR um ein besonders wirkungsvolles Heilverfahren handelt, wird es verständlich, daß diese Methode nur von einem Arzt geleitet werden soll, der eine Spezialausbildung nach MAYR erhalten und die Kur am eigenen Leib erlebt hat[1]).

Der Verfasser, persönlicher Schüler des noch im hohen Alter ungemein rüstig gewesenen Meisters, hat durch Jahre die Wirkung der MAYR-KUR mit den Erfolgen vieler anderer Behandlungsmethoden (medikamentösen Therapien, Naturheilverfahren) verglichen. Er kam dabei zum Ergebnis, daß die MAYR-

---

[1]) Der Verfasser leitet alljährlich im Wechsel mit dem Vorsitzenden der „Gesellschaft der MAYR-Ärzte" Ausbildungskurse in Diagnostik und Therapie nach F. X. MAYR. Dabei erleben die teilnehmenden Ärzte selbst als Patienten die Auswirkung einer MAYR-KUR am eigenen Leib. Dieses Selbsterlebnis überzeugt auch Ärzte mehr als alle Theorie! Eine Liste der ausgebildeten MAYR-Ärzte ist auf Anfrage zu erhalten von der „Gesellschaft der MAYR-Ärzte", Postfach 10 28 40, D-6900 Heidelberg.

KUR den verglichenen Methoden gegenüber grundsätzlich überlegen ist, und wendet daher seit 35 Jahren beim weitaus größten Teil seiner Patienten die MAYR-KUR oder die verwandte MILDE ABLEITUNGSKUR an.

Schon aus der VORKUR, die ja eine Vorstufe der MAYR-KUR darstellt, kann man die drei Heilprinzipien der MAYR-KUR erkennen. Diese sind:
Schonung
Säuberung und
Schulung des Verdauungsapparates.

1. Die Schonung: Diese wird zunächst durch wahre Eßkultur (Kauen usw.) und Beschränkung auf zwei Mahlzeiten eingeleitet. Nun kommt zur Schonung noch Diät hinzu: Bei Aufenthalt im Kurheim kann diese anfangs nur aus Teefasten nach MAYR bestehen, wird dann aber — sobald als zweckmäßig — in eine Schonkostform übergeleitet. MAYR forderte ja auch: „Wir haben die Patienten nicht fasten, wir haben sie richtig essen zu lehren!" Dazu verordnete er vor allem Milch und alte Brötchen, in besonderer Weise eingenommen, gab aber auch andere Schonkostformen oder Zulagen, wie sie eben dem individuellen Fall und seinem Kurverlauf entsprechend am zweckmäßigsten waren. Es gibt somit mehrere Behandlungsstufen im Sinne F. X. MAYR'S, und zwar die mit:
1. Teefasten (nur in Sanatorien verordnet);
2. Milch-Semmel-Diät;
3. Milch-Diät mit Eiweißzulagen, und
4. (später entwickelt) die MILDE ABLEITUNGSDIÄT
Eine MAYR-DIÄT gibt es somit nicht! Es gibt nach MAYR nur eine dem jeweiligen Fall und Kurverlauf angepaßte Schonform; diese muß durch einige Zeit, meist einige Wochen, exakt eingehalten werden.

2. Die Säuberung: Diese erfolgt durch das täglich genommene salinische Wasser. Im Gegensatz zu Abführmitteln reizt dieses die Magen-Darm-Schleimhäute nicht. Es durchrieselt den Verdauungsschlauch und säubert ihn von oben nach unten. Dadurch wird die Selbstreinigungsfähigkeit des Darmtraktes gefördert. Die Ausschwemmung von Schlacken und Giftstoffen aus dem Verdauungskanal senkt schon bald den Giftspiegel von

Blut und Säften und wirkt sich auf den ganzen Organismus im Sinne einer Allgemeinentschlackung aus. Die Reinigung der Säfte entlastet die übrigen Blutreinigungsorgane: Lungen, Haut und Nieren erholen sich und arbeiten gesteigert, was an ihren vermehrten Ausscheidungen wahrzunehmen ist: Mundgeruch, klebriger Schweiß, übelriechender trüber Urin usw. treten vorübergehend auf. Intensive Säfte-(Selbst)Reinigung setzt automatisch über alle Wege ein und damit ist die erwünschte grundlegende Entschlackung des Körpers in vollem Flusse.

3. Die Schulung: MAYR hat zur Wiederertüchtigung des Darmtraktes eine Bauchbehandlung entwickelt, eine kunstvolle „Tastmassage", die sich dem jeweiligen Zustand der Bauchorgane anpaßt. Diese Behandlung kann nur vom diesbezüglich geschulten Arzt durchgeführt werden. Sie gleicht sich dem Atmungsrhythmus an, verbessert den Atmungsvorgang, entstaut den Bauchraum, steigert die Durchblutung im Darm-Leber-Bereich, entkrampft entzündete Partien und fördert die Selbstreinigung und Zirkulation von Blut, Lymphe und übrigen Säften.

Zur Schulung gehört noch das Training der Speicheldrüsen, die Ökonomisierung der Nahrungsverwertung und die Anerziehung einer neuen Ernährungsweise. Dies soll künftighin beibehalten werden.

Als Auswirkung dieser drei Heilprinzipien vermindert oder beseitigt die MAYR-KUR die hintergründigen Vergiftungsquellen des Menschen:

1. die Folgen fehlerhafter Ernährungsweise;
2. die Folgen der Selbstvergiftung vom Darm; und
3. die Folgen ungenügender Giftausscheidung.

Die Entgiftung über alle Ausscheidungsorgane und die Allgemeinentschlackung bewirken grundlegende Regeneration des Organismus mit Heilung von Krankheiten. Die richtig durchgeführte MAYR-KUR kann daher als „königlicher Heilweg" bezeichnet werden. Da die Praxis dieser Kur bereits in einer eigenen Broschüre „Die Darmreinigung nach Dr. F. X. MAYR"[1]) detailliert dargestellt wurde, kann hier nur mehr eine unvollständige

---

[1]) RAUCH, E.: Die Darmreinigung nach Dr. F. X. MAYR. Karl F. Haug Verlag, Heidelberg (mit allen Literaturangaben über Lehre und Methode MAYR).

Aufzählung etlicher Beschwerden und Erkrankungen gegeben werden, die meist besonders dankbar auf die MAYR-KUR ansprechen:

Darmträgheit →   direkte Heilwirkung
Durchfallkrankheit →   durch örtliche Reinigung
Blähsucht, Gärungs- und Fäulnisdyspepsie →   und Erholung aller Ver-
Magen- Zwölffingerdarmentzündg. u. -geschwür →   dauungsorgane
Dünn- und Dickdarmentzündung →
Leber- Gallenblasenentzündung oder -schaden →
Herz- und Kreislauferkrankungen → *durch Gewichtsabnahme und Entgiftung*
Drüsenstörungen, hormonelle Dysfunktionen → *durch Entgiftung*
Fettleibigkeit → *durch Gewichtsabnahme, Entgiftung, Drüsenbelebung*
Vegetative und klimaterische Dystonie → *durch Nerven- und Drüsenentgiftung*
Nieren- und Blasenerkrankung → *durch Entgiftung der Harnorgane*
Muskel-, Gelenkrheumatismus → *durch Entschlackung und Entgiftung*
Wirbelsäulen- u. Bandscheibenleiden → *durch Entschlackung, Gewichtsabnahme*
Kopfschmerzen, Migräne, Depressionen → *durch Entgiftung*
Frauenleiden, Ausfluß → *durch Entgiftung, Entschlackung, Drüsenbelebung*
viele Hautkrankheiten → *durch Hautentlastung, Entgiftung über den Darm*
Ischias, Nervenwurzelentzündung → *durch Entgiftung und Entschlackung*
Anfälligkeit für Erkältungs- und   durch Entgiftung, Entschlackung,
Grippalinfekte   Steigerung der Widerstandskraft
Weiteres zur allgemeinen Gewichtsverminderung, Hebung der Regenerationskraft, Vorbeugung und Erhaltung der Gesundheit.

Die Milde Ableitungskur

Die MILDE ABLEITUNGSKUR ist eine Fortsetzung der VORKUR, kombiniert mit zusätzlichen natürlichen Heilverfahren. Die VORKUR allein wäre zur Heilung zu schwach. Daher müssen nach 1- bis 2wöchiger VORKUR weitere Maßnahmen einsetzen. Diese verordnet der Arzt je nach Fall. Dazu eignen sich besonders milde Schonkost wie die MILDE ABLEITUNGSDIÄT (Maßnahme I), Heilmassagen (Maßnahme II) und (oder) sonstige Naturheilanwendungen wie die anschließend beschriebenen Maßnahmen 3—10.

Der Arzt unterstützt die Kur entscheidend durch die Bauchbehandlung nach MAYR. Heilkräuter, ungiftige homöopathische Arzneien, sogenannte humoraltherapeutische Verfahren (Maßnahme 10) können die Säftereinigung fördern. Die meisten üblichen Medikamente hingegen, chemisch-pharmazeutische Präparate, mit ihren oft sehr körperfremden Stoffen gehören nicht in eine natürliche Entgiftungskur und müssen gemieden werden!

Die strengen Formen der MAYR-KUR wirken eingreifender auf

den Organismus als die MILDE ABLEITUNGSKUR. Zur Behandlung schwerer oder hartnäckiger Fälle, vor allem auch bei schweren Erkrankungen des Verdauungstraktes, sind strenge Kurformen häufig unumgänglich notwendig. Wegen ihrer erhöhten Wirksamkeit werden in Sanatorien mehr die strengeren Kurformen bevorzugt. In der ambulanten Praxis hingegen, bei berufstätigen Menschen in Städten, hängt es vom Einzelfall ab, ob strengere MAYR-KUREN oder die MILDE ABLEITUNGSKUR vorzuziehen sind. Für viele Berufstätige und gar beruflich Überforderte kann das milde Eingreifen der ABLEITUNGSKUR mit ihren schwächeren Reaktionen und geringeren Belastungen günstiger sein, und völlig ausreichend, um den erwünschten Erfolg zu erzielen. Allerdings benötigt die MILDE ABLEITUNGSKUR etwas mehr Zeit und somit etwas mehr Geduld.

Die MILDE ABLEITUNGSKUR hat sich — von obigen Einschränkungen abgesehen — bei den gleichen Heilanzeigen wie die MAYR-KUR als durchaus erfolgreich bewährt.

Übersichtstabelle
über die bewährtesten Zusatzmaßnahmen
der MILDEN ABLEITUNGSKUR

1. **Die Milde Ableitungsdiät:** Es handelt sich um eine milde, verdauungsschonende (-heilende) Diät, die besonders bekömmlich ist, wobei alle verdauungsbelastende und besonders auch zellulose- und fettreiche Kost vermieden wird.

   Zweck: Steigerung der mit der VORKUR eingeleiteten Schon- und Erholungswirkung auf den Verdauungsapparat. Ergänzung und Intensivierung durch Einschränkungen oder Verbote.

2. **Die Heilmassage:** Dem Kurverlauf angepaßte trockene Heilmassagen, wie Entschlackungs-, Entgiftungs-, Gelosen-, Bindegewebe-, Vibrations-, Reflexzonenmassagen usw.

Zweck: Steigerung der Kurwirkung durch Entgiftung, Abbau von Stoffwechselschlacken und Ablagerungen; Unterstützung des Kreislaufs und des gesamten Kurverlaufs. Spezielle Wirkungen der einzelnen Spezialmassagen.

3. **Das Rumpf-Reibebad:** Unterwasserbehandlung des Unterleibs nach individuell vorgeschriebener Temperatur und Dauer.
   Zweck: Funktionsanregung des Verdauungsapparates, Verbesserung der Atmung, der Zirkulation und Nierentätigkeit, Entgiftung über alle Ausscheidungsorgane. Wichtige Kuranwendung! In Sonderfällen heißes Rumpf-Reibebad!

4. **Das Reibe-Sitzbad für Frauen:** Badebehandlung des äußeren Geschlechtsteiles mit kaltem oder kühlem Wasser.
   Zweck: Beeinflussung des gesamten vegetativen Nervensystems über die zahlreichen am Geschlechtsteil endenden Nervenäste. Steigerung der Leistung der Unterleibsorgane, der Nieren, des Darmes, der Geschlechtsorgane, Verbesserung der Entgiftungsfunktionen; Kräftigung der Nerven; „Anfachung der Lebenskraft". In Sonderfällen heißes Reibe-Sitzbad!

5. **Das Reibe-Sitzbad für Männer:** Badebehandlung des Geschlechtsteiles mit kaltem Wasser.
   Zweck: Entspricht der Wirkung des obigen Frauenbades. Richtig durchgeführt hat sich das Männerbad bewährt als Zusatzbehandlung bei Nierensand und Nierensteinen, Nierenschäden, Blasen- und Harnröhrenkatarrhen, Prostatahypertrophie, Potenzstörungen sowie als Nervenkräftigungsmittel für neurasthenische Männer. In Sonderfällen heißes Reibe-Sitzbad!

6. **Das kombinierte Reibebad:** Kombination des Rumpffreibebades und des Reibesitzbades.
   Zweck: Die gleichen Heilanzeigen wie 3, 4 oder 5.

7. **Das Auslaugebad:** Vollbad bei 37 Grad von 30 bis 60 Minuten Dauer vor dem Schlafengehen.

Zweck: Intensive Entgiftung über die ganze Haut und Steigerung der Entgiftungsfähigkeit der Haut. Besonders bei Verschlackungskrankheiten, Muskel- und Gelenkrheumatismus. In abgewandelter Form bei Schlafstörungen.

8. **Der kleine und große Marsch:** Sinnvoll in den Alltag eingebauter regelmäßiger Fußmarsch; Wandern am Wochenende, Wanderurlaub unter dem Motto: „Marschiere Dich gesund!"
   Zweck: „Blutwäsche" durch Belebung der Atmung, Verdauung, Hauttätigkeit, der Drüsen und Zirkulation. Durchlüftung, Sauerstoffanreicherung der Gewebe.

9. **Das Luft-Licht-Sonnenbad:** Aufenthalt in möglichst unbekleidetem Zustand im Zimmer, im Schatten und bei bedecktem Himmel. Später gesteigerte Besonnung. Wechsel von Sonnen-, Schatten- und Schwimmbädern.
   Zweck: Ertüchtigung der degenerierten domestizierten Haut, wohltuend beruhigende Gesamtumstimmung für Nervenschwache, „Sonnenscheue", vegetativ Labile, Schilddrüsenkranke usw.

10. **Neuraltherapie nach** HUNEKE **und andere Ergänzungstherapien:** Diese werden je nach individuellem Bedürfnis angewendet, wie später beschrieben.

1. DIE MILDE ABLEITUNGSDIÄT

Todkrank liegt Dumoulin, selbst Arzt und Lehrer,
Und spricht im Kreise seiner Jünger und Verehrer:
„Drei große Ärzte bleiben noch der Fakultät!"
Da wünscht nun jeder, diese Drei zu kennen,
Und schmeichelt sich, er werde ihn auch nennen.
Doch haucht er nur, wie es zu Ende geht:
Bewegung! — Wasser! — und Diät! —
OERTEL

Schon in der VORKUR erreichen wir durch „die wahre Eßkultur" und „Regelung der Mahlzeiten" eine Schonung und Erholung des Verdauungsapparates. Mittels einer schonenden Kost können wir diese Wirkung verbessern. Der Patient soll nur solche Kost einnehmen, die er stets gut vertragen hat; er muß alle Speisen streng meiden, die sich ihm als schwerer verdaulich erwiesen haben. Auf alle Fälle müssen jetzt auch die besonders zellulosehaltigen oder sonstwie verdauungsbelastenden Lebensmittel streng gemieden werden. Schwere, grobe und frische Brote, Kohl, Kraut, Blumenkohl, Hülsenfrüchte, Hefe-Speisen, fette Gerichte, Cremes, Mayonnaisen, Gebackenes, Paniertes, Eingebranntes, sowie Schweinefett, Schweinefleisch und Würste samt wurstähnlichen Zubereitungen (Gänseleberpastete, Leberwurst, Gelbwurst), welche reichlich Schweineprodukte enthalten.

Auch das Obst sowie alle Rohkost, einschließlich Salat, soll wegen Zellulosereichtums und Gärfreudigkeit auf die Dauer der Kur gemieden werden. Das gilt auch für Fruchtsäfte, Kompotte und Obstkonserven. Vitaminmängel treten während der Kur nicht auf!

Fleisch und Fisch sollten jetzt maximal zwei Mal in der Woche gegessen werden: gedünstete oder gegrillte Fleischsorten, wie vom Kalb (Schnitzel, eingemachtes Kalbfleisch usw.), vom Huhn, vom Rind (z. B. Beefsteak tartar mit Eigelb) oder Fisch. Würste sind unbedingt zu meiden! Bestand jedoch vor Kurbeginn ein starker Fleisch-, Wurst-, Eier- oder auch Käsekonsum, so sind diese tierischen Eiweißarten jetzt völlig zu meiden, um die Folgen dieser Eiweißmast so früh wie möglich zu beseitigen (siehe später!).

Ansonsten sind Käsesorten und Topfen (Quark), vor allem als Brotauflage und gelegentlich ein weiches Ei erlaubt. Günstig sind alle leicht bekömmlichen Getreidearten, Reis, Maisgries, Cornflakes, Hirse, Buchweizen, Haferflocken; ebenso Kartoffel, besonders als Pellkartoffel (mit Butter), gedünstete Gemüse, besonders Wurzelgemüse (Karotten, Sellerie, Petersilienwurzel, Schwarzwurzel), ebenso Blattspinat, Broccoli, Fenchel, Zucchini, Tomaten, rote Rüben und anderes mehr. Als Fett sind Pflanzenöle und Butter zu empfehlen.

Zum Salzen ist Meersalz, eventuell Steinsalz oder Vollsalz wie Ischler-Salz zu verwenden. Da aber für die Praxis zahlreiche, vor allem küchentechnische Details wesentlich sind, wurden diese eigens in der Schrift: MILDE ABLEITUNGSDIÄT"[1]), genau beschrieben.

Zusammenfassung:

1. Essen Sie nur eine von Ihnen bisher besonders gut vertragene, leicht bekömmliche Kost in bescheidener Menge (Eßkultur!).
2. Meiden Sie fette Gerichte, alles Eingebrannte, Gebackene, Panierte, Schweinefleisch und -fett und deren Produkte (Würste!), tierische Fette (außer der sehr empfohlenen Butter!), Mayonnaisen.
3. Meiden Sie auf Kurdauer alle zellulosereiche Kost, schwere und frische Brote, Vollkorngerichte, schwere Gemüse, Hülsenfrüchte, Kraut, Kohl usw., weiters jegliche Rohkost, Obst, Fruchtsäfte, Kompotte, Obstkonserven.
4. Meiden Sie Fabrikzucker, Süßigkeiten, Schokolode usw. (siehe später!).
5. Meiden Sie auf Kurdauer Bohnenkaffee (siehe später!).
6. Bevorzugen Sie jetzt: Milch- und Milchprodukte, Rahm, Topfen (Quark), leicht verdauliche Käsesorten, zarte, gedämpfte Gemüse, Gemüsesuppen, Pellkartoffeln, Karotten, Sellerie, Spinat, Fenchel usw., leicht verdauliche Getreidearten, Haferflocken, Maisgries, Hirse, Reis, altbackenes Gebäck, Hefeflocken, kalt gepreßte Pflanzenöle, Pflanzenmargarine (Reformhaus), Landbutter, Honig, Malzkaffee, heimische Gewürze, Meersalz.

2. DIE HEILMASSAGE

Sobald als möglich setzen wir mit Heilmassagen ein. Bei diesen kommt es weniger auf lange Dauer der Einzelbehandlung als auf zahlreiche und regelmäßige Durchführung an. 1- bis 2mal wöchentlich, meist 3malige, in manchen Fällen noch öftere Behandlungen setzen ständig neue belebende, umstimmende und entschlackende Impulse, die den Kurverlauf entscheidend

---

[1]) RAUCH, E. und MAYR, P.: Milde Ableitungsdiät. Karl F. Haug Verlag, Heidelberg.

unterstützen. Zarte, aber wirkungsvolle Entgiftungsmassagen, schmerzhaft-wohltuende Entschlackungs- und Gelosenmassagen, beruhigend-entspannende Vibrationsmassagen, Bindegewebsmassagen, Lymphdrainage, Reflexbehandlungen am Fuß usw. können je nach Bedarf allein oder mit anderen Massageformen abgewechselt oder kombiniert werden. Entscheidendes hängt hier von der Kunst des Massierenden ab, so daß es sich lohnt, nach befähigten Be-hand-lern, deren Beruf auch Berufung ist, Ausschau zu halten. Wie in jedem Berufszweig lassen sich auch hier die Begabten, die heilend wirken, von allen anderen unschwer unterscheiden.

Teilmassagen, bei denen nur einzelne erkrankte Körperteile, wie z. B. die linke Schulter, behandelt werden, lehnen wir ab. Dadurch werden wohl die Ballaststoffe einer Körperpartie ausmassiert, doch lagern sie sich, von den Säften weitergetragen, wieder an anderen Stellen ab. Behandelt man jedes Mal einen anderen Körperteil allein, so spielt man mit den Schlacken geradezu Ping-Pong.

Während der Kur werden die Ganzkörpermassagen am besten mit trockener Hand vorgenommen, weil Fett, Puder und Öl die Poren verstopfen. Sind die Ausscheidungsorgane noch einigermaßen leistungsfähig, dann vermag bereits die Massage allein einen Teil der „aufgewirbelten" Schlacken über sie nach außen zu befördern, was veränderte Stuhl- und Harnabgänge verraten. Dr. GUGGI untersuchte die Unterschiede zwischen dem Vor- und Nachmassageharn. Letzterer ist meist trüb und mißfarbig, riecht intensiver, zeigt eine wesentlich saurere Reaktion und ein erhöhtes spezifisches Gewicht. Solche Veränderungen treten während der MILDEN ABLEITUNGSKUR vermehrt auf, weil der reinigende „Sog nach außen" aktiviert ist. Dadurch wird die Massagewirkung wesentlich gesteigert. Es gibt keine Möglichkeit, Stoffwechselschlacken, Ablagerungen und Gifte so gründlich auszuscheiden als während einer richtigen Blutreinigungskur.

Massagen ohne Entschlackungskur stellen oft eine „Sisyphusarbeit" dar, weil der Massageerfolg bis zum nächsten Mal durch Freßsucht oder andere Fehler des Massierten wieder zunichte gemacht ist. Der kaum etwas entlastete „Abstellbahnhof"

Gewebe ist rasch wieder blockiert. Im Gegensatz dazu kann
während der MILDEN ABLEITUNGSKUR von Mal zu Mal der Fortschritt gesehen, getastet und — nicht zuletzt — auch gerochen
werden; die während harter Massagen entstehenden Duftwolken
mit oft stechend penetrantem Geruch verschwinden allmählich
immer mehr, bis sie vom milden Wohlgeruch der gesunden
Haut ersetzt sind.

Auch der Massierte selbst kann den Fortschritt verspüren.
Die anfangs oft äußerst schmerzhaften Partien werden immer
weniger empfindlich und reagieren schließlich nicht einmal
mehr auf hartes Anfassen unangenehm. Die harte trockene
Massage wird zum reinen Vergnügen und zur deutlich empfun-
denen Wohltat. Auch Körperhaut und Muskeln fühlen sich
nach und nach elastischer an, versulzte oder gelosenartige Veränderungen vermindern sich oder sind nicht mehr zu tasten. Die
Gewebe ändern ihre Eigenschaft zur gesunden Norm hin.

An Massagetagen empfiehlt es sich, wenig zu essen und die
wahre Eßkultur besonders zu pflegen, damit der „Sog nach außen", der bei überfülltem Bauch blockiert ist, wirksam wird.

3. DAS RUMPFREIBEBAD NACH LOUIS KUHNE

Die beiden Bäder von Louis KUHNE (1835—1901), das
Rumpfreibebad und das Reibesitzbad, gehören zu den am
machtvollsten eingreifenden natürlichen Heilmethoden überhaupt. Sie sind ein wesentlicher Bestandteil der MILDEN ABLEI-
TUNGSKUR. Die große Anwendungsbreite dieser Bäder wird erklär-
lich durch ihren Blut- und Säfte entgiftenden Effekt, der sich
auf sämtliche Organe erstreckt.

Das Rumpfreibebad steigert die Tätigkeit der vier Ausscheidungssysteme des Organismus: Des Verdauungsapparates, der
Lungen, der Nieren und der Haut. Am Verdauungsapparat
fördert es sämtliche Funktionen: Es tonisiert den schlaffen Magen-Darm-Trakt, so daß nach jedem Bad der Bauchumfang
meßbar verkleinert ist: es entleert die gestauten Säftespeicher; es
treibt die im Bauch abgesackten Säfte wieder in die Zirkulation;
es belebt die Peristaltik (einen wichtigen Kreislaufmotor) und
verbessert dadurch die gesamte Kreislaufsituation. Dies ist bei

allen Herzstörungen, bei Hochdruck, Unterdruck, Zirkulationsstörungen von großem Nutzen! Durch Verbesserung der Bauch-
situation vertieft sich die Bauchatmung: Richtigeres Atmen
tritt automatisch ein, damit vermehrte Sauerstoffzufuhr und
Kohlensäureabgabe. Die Nieren anregende Wirkung des Bades
läßt sich an vermehrter Harnausscheidung erkennen, gar dort,
wo sie bereits vermindert war (Störung des Wasserhaushaltes,
Nierenleiden, Nierensteine).

Das Rumpfreibebad bewährt sich bei Erkrankungen des
Verdauungsapparates, bei Gastritis, Magen-Darm-Senkung, nervösen Magen-Darm-Leiden, Darmträgheit, Leber-Gallen-Schä-

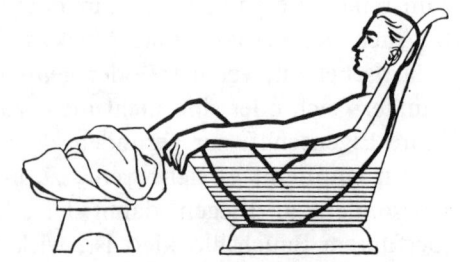

Abb. 3: Original Rumpfreibebad

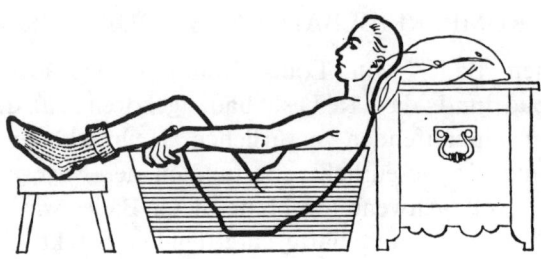

Abb. 4: Rumpfreibebad in Kleinbadewanne

den; weiters bei Erkrankungen der Atmungswege, des Herz-
Kreislauf-Systems, bei Nierenleiden, Kopfbeschwerden, Schlaf-
störungen, und nicht zuletzt bei Nervenentzündungen („Die
Neuritis ist ein Ruf des Nerven nach reinerem Blut!"). Das
Rumpfreibebad dient auch zur Hebung des Allgemeinbefindens
und als Vorbeugungsmaßnahme. Überzeugend wirkt es bei fie-
berhaften Erkältungs-, Grippal- und Infektionskrankheiten der
Kinder und Erwachsenen (S. 138).

Technik des Rumpfreibebades: Nach Originalvorschrift von 1896 wird dieses Bad in einer Sitzbadewanne durchgeführt[1]). Das Wasser soll dem Badenden, der sich angelehnt entspannt in halb sitzender, halb liegender Stellung befindet, bis Nabelhöhe reichen. Der Kopf ist angelehnt, die Knie reichen bis Schulterhöhe (Abb. 3). In der heutigen Zeit sind Sitzbadewannen selten geworden. Man kann sich mit einem Waschtrog behelfen (Abb. 4) oder mit einer Plastik-Kinderbadewanne, die in die Normalbadewanne hineingestellt wird. Auch Stufenwannen und Normalwannen lassen einfache Notlösungen zu, z. B. Abb. 5 und 6. In zahlreichen Fällen, die das Bad auf längere Sicht benötigen, ist die Anschaffung einer (Plastik-)Kinderbadewanne, in der sich auch ein Erwachsener gerade noch gut hineinsetzen kann (und die man in die Normalbadewanne stellt) sehr zu empfehlen.

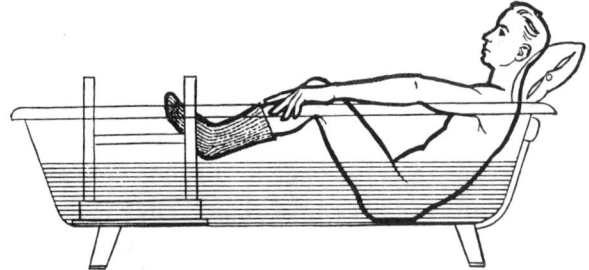

Abb. 5: Rumpfreibebad in der Badewanne

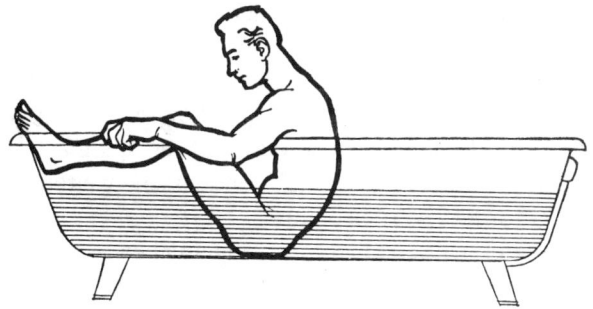

Abb. 6: Rumpfreibebad im Sitzen (Notlösung)

[1]) KUHNE, L.: Die neue Heilwissenschaft. 23. Auflage. Selbstverlag, Leipzig 1896. (Neuauflage: Turm-Verlag, Bietigheim/Württ. 1966.)

Temperatur: Oberkörper, Beine und Füße dürfen nicht abgekühlt werden. Ein Handtuch um die Schultern gelegt, eine Decke um die Füße oder Wollsocken sorgen für Warmhaltung. Der Baderaum und der Badende müssen schon vor dem Bad gut durchwärmt sein! Die Wassertemperatur ist individuell zu bemessen. Kuhne empfahl eine Temperatur von 28—20 Grad Celsius und erzielte damit seine hervorragenden Erfolge. Besonders im letzten Jahrzehnt hat es sich aber infolge zunehmender Verweichlichung und Intoxikation gezeigt, daß viele Menschen zumindest bei den ersten Bädern sogar eine noch wärmere Wassertemperatur benötigen; erst mit zunehmender Gesundung und Abhärtung vertragen sie allmählich das empfohlene kühlere Wasser gut. Bei kräftigen Naturen und bei Fieberkranken erweisen sich jedoch die Temperaturen unter 20 Grad Celsius wirksamer. Dr. A. Rosendorff, der sämtlichen Patienten in seiner ausgedehnten Praxis die Kuhne-Bäder verordnete, empfahl sogar ganz allgemein das 12—14grädige Wasser. Heute ist es jedoch zweckmäßiger, streng nach individueller Verträglichkeit vorzugehen, anfangs eher noch zu warm als zu kühl, und nur allmählich, bei Kontrolle durch ein Wasserthermometer, die Temperatur zu senken, bis jene individuelle Temperatur erzielt wird, die Höchstwirkung zeigt (Schmerzbeseitigung, Belebung, Aktivierung, Wohlbefinden, gute Laune!).

Badeweise: Man wäscht seinen Unterleib (Rumpf) vom Nabel bis zur Schamgegend abwärts und seitwärts, wobei man mit einem Waschlappen unter Wasser unentwegt hin- und herreibt. Die Leistengegenden bis zum After, die äußeren Geschlechtsteile, insbesondere der Unterbauch, über den in langen Zügen hin- und hergestrichen wird, sollen bearbeitet werden. Dabei muß die Bauchdecke weich und entspannt sein, was durch Anhalten des Atems, währenddessen weiter gerieben wird, noch gefördert werden kann.

Badedauer: Diese soll bis zur allgemeinen Abkühlung reichen und kann daher nur individuell bemessen werden. Wem es bald kühl wird, zu Beginn der Bäder, bei Kindern und bei geschwächten Personen genügen 5—7 Minuten, später, wenn gut vertragen, badet man 10—15 Minuten (bei Verträglichkeit auch wesentlich länger). Nach dem Bad ist nicht früher zu essen als

Wiedererwärmung eingetreten ist. Das Bad soll nicht nach dem Essen genommen werden. **Wiedererwärmung:** Es ist entscheidend, daß nach jedem Bad bald Wiedererwärmung eintritt. Sonnenbad, Gymnastik, sonstige Bewegung, warme Bekleidung oder heißes Duschen der Beine, Wärmeflasche, Trinken eines heißen Kräutertees oder dergleichen sind günstig. Bei regelmäßiger Anwendung wird dem Badenden von selbst, sofort nach dem Bad angenehm warm. Jedes Frösteln nach Badeabschluß muß in intensive Durchwärmung übergeführt werden.

Die Bäder können 1—2(—3)mal täglich genommen werden; bei Fieber auch öfters. In vielen Fällen werden die Rumpfreibebäder durch Reibesitzbäder ersetzt oder ergänzt, oftmals (bei fröstelnden Kranken und sogenannten Spastikern) ist vorerst das heiße Rumpfreibebad anzuwenden. Häufig wird das Rumpfreibebad nach Kurende weiterhin angewendet:

Beispiele:
Jurist, 50, Zustand nach Herzinfarkt, Hochdruck 220/115 bei medikamentöser Therapie, kaum mehr berufsfähig. Schon während der VORKUR Verbesserung der Beschwerden, ab dem 4. Rumpfreibebad setzt starke Revitalisierung aller Funktionen ein. Die quälenden Herzbeschwerden werden immer weniger verspürt, der Blutdruck sinkt allmählich auf 170/85 (ohne Medikamente), die berufliche Leistungsfähigkeit normalisiert sich völlig. Dauertherapie 1 Rumpfreibebad täglich bei 16 Grad C.

Graphiker, 38, seit Jahren Nervenwurzelentzündungen in Kreuzgegend, Ischias. Kann zeitweilig wochenlang sich kaum bewegen. Nach der VORKUR Entlastung durch heiße, später durch kühle Rumpfreibebäder. Nach der ABLEITUNGSKUR Dauertherapie täglich 1 Rumpfreibebad bei 25 Grad C. Kreuzgegend völlig frei, keine Rückfälle.

Hausfrau, 32, ständig Nierenkoliken durch Nierensteine. Während der ABLEITUNGSKUR Rumpfreibe- und Reibesitzbäder im Wechsel; im Anfall heiße Rumpfreibebäder. Abgang zahlreicher Oxalatsteine. Nach Kurende Dauertherapie Rumpfreibebad bei 16 Grad C und Reibesitzbad bei 12 Grad C in täglichem Wechsel. Seit 1 Jahr anfallfrei.

Beamter, 57, blaß-gelbliche Gesichtsfarbe, Darmträgheit, Leberschaden, Gastritis, Hämorrhoiden. Schon während der VORKUR Zustandsverbesserung. Auf Rumpfreibebäder von 28 Grad C zunächst Verschlechterung (Heilkrisen!), später aber Ertüchtigung der gestörten Organe, Schwinden der Beschwerden, 1 Rumpfreibebad täglich bei 22 Grad C.

Durchführung:
1. Badewanne (auch Plastik-Kinderbadewanne) bis Nabelhöhe mit Wasser zwischen 28—20 Grad füllen, Temperaturkontrolle!

2. Uhr in Sichtweite stellen, warme Socken anziehen.
3. Nach Abb. 3—6 in Wanne setzen, und sofort
4. lebhaft den Unterleib mit Waschlappen reiben bis zur allgemeinen Abkühlung.
5. Abtrocknen, für rasche Wiedererwärmung sorgen!

DAS HEISSE RUMPFREIBEBAD

Ständig fröstelnde oder sonstwie Kälte überempfindliche Patienten, die auf richtig gesetzte Kältereize verkehrt reagieren, also statt nachfolgend durchwärmt zu sein, nur um so mehr frieren, müssen zunächst mit heißen Anwendungen vorgehen und so ihr Wärmedefizit beheben. Auch mit allmählich zu steigernder (!) Hitzeanwendung wird Abhärtung erzielt und das Gefäßsystem trainiert.

Das heiße Rumpfreibebad wird wie das kalte durchgeführt, jedoch mit möglichst heißem Wasser. Dabei läßt man fallweise heiß nachfließen und steigert damit vorsichtig die Temperatur. Nach 8—10 Minuten steht der Badende auf, läßt kalt zufließen und bearbeitet kalt-feucht mit einem Waschlappen die vordem gebadeten Partien, trocknet ab, bekleidet sich warm oder geht zu Bett. Das kalte Nachreiben wird allmählich immer wohltuender empfunden und entsprechend gesteigert.

Bei Herz- und Kreislaufschäden ist zunächst Vorsicht geboten. Bei auftretenden Beschwerden ist sofortiger Kaltzufluß erforderlich. Bei Blutungsneigung (Darm, Genitale), Schwangerschaft, entzündlichen Hämorrhoiden ist das heiße Bad untersagt.

Fall: Ingenieur, 47, früher starker Raucher, mit schweren Durchblutungsstörungen in beiden Füßen. Es wurden ihm bereits Teile des Symphatikus-Nervs vor der Wirbelsäule operativ entfernt. Erst links, ein Jahr später rechts. Er erhielt ununterbrochen gefäßerweiternde Mittel, auch in die Arterien gespritzt. Dennoch eiskalte, wie tote Füße, Gehstörungen, Amputationsgefahr. Gleichzeitig bestanden Drehschwindelanfälle (Ménière) und Dauerkopfschmerz. Während und nach der dreimonatigen ABLEITUNGSKUR erhielt er keine Medikamente mehr, aber zweimal täglich heiße Rumpfreibebäder. Die Füße wurden wieder normal durchwärmt, Gehstörungen verschwanden, Ménière und Kopfschmerzen sind völlig beseitigt. Dauertherapie zweimal täglich heiße Rumpfreibebäder, nach der Wiederholungskur kühle Rumpfreibebäder.

4. DAS REIBESITZBAD FÜR FRAUEN (FRAUENBAD) NACH LOUIS KUHNE

Dieses besitzt eine ähnliche Gift ausleitende, reinigende, Kreislauf belebende und Fieber senkende Wirkung wie das Rumpfreibebad. Es wirkt über die schwammartigen Blutgeflechte des weiblichen Genitales und über die Nervenendkörper, die sich dicht konzentriert in dieser Region befinden. An keiner anderen Stelle der Körperperipherie als an diesem Nervenknotenpunkt laufen so viele Enden der wichtigsten Nerven zusammen. Es sind dies Ausläufer von Rückenmarksnerven, des Nervus sympathicus und vagus, welche mit Hirnzentren verbunden sind und die vegetativen Funktionen des Körpers steuern. Deshalb beeinflussen die Reibesitzbäder das vegetative Nervensystem. Sie entspannen die beim heutigen Menschen überforderten Nerven, entgiften und kräftigen sie. KUHNE, ROSENDORFF und andere Autoren bezeichnen die Wirkung der Bäder als „Anfachung der Lebenskraft des ganzen Körpers". Viele Frauen sprechen auch auf Reibesitzbäder noch besser an als auf Rumpfreibebäder. Dies gilt besonders von Müttern, die durch ihre früheren Schwangerschaften eine meist kräftigere Entwicklung, Blut- und Nervenversorgung der Frauenorgane aufweisen.

Technik: Auch dieses Bad darf nur im durchwärmten Zustand genommen werden! Ein Kübel, Schaff oder eine (Plastik-) Kinderwanne wird mit Wasser gefüllt. Die Badende befreit sich ihrer Beinkleidung und setzt sich auf einen nicht einschneidenden Kübel oder auf ein Brettchen, das sie über Schaff oder Kinderwanne gelegt hat (siehe Abb. 7). Beine und Gesäß bleiben außerhalb des Wassers. Beine und Oberkörper können bekleidet sein, es kann auch eine Decke umgenommen werden; die Badende darf auf keinen Fall frieren! Auch ein Bidet oder ein Plastik-Einsatz unter dem Toilettensitz können verwendet werden, nur muß man bei diesen schon während des Bades das Wasser erneuern: Geringe Wassermengen werden zu rasch erwärmt und „verbraucht" (giftig).

Durchführung: Die Badende taucht einen Natur-
schwamm oder ein altes lockeres Leinentuch in das Wasser und
spült damit, möglichst viel Wasser hochnehmend, leicht von unten nach aufwärts streichend, über die äußeren Geschlechtsteile;
diese werden ständig bespült, auch sanft hin- und hergewa-
schen, nicht jedoch kräftig gerieben. Erst wer erfahren hat,
worauf es ankommt, darf während des Bades lesen (Studentin-
nen lernen dabei, weil der Kopf freier und aufnahmefähiger
wird). Das Bad wird 1—3mal täglich 15—20—30 Minuten genommen, in schweren akuten Fällen (Blutvergiftung, lebensbe-
drohliche Zustände, hohes Fieber) auch öfter und länger, bis 60
Minuten, bei mehrfacher Erneuerung des Wassers. (In vielen
verzweifelten Fällen hat dieses Bad, kombiniert mit dem Rumpfreibebad und anderen Entgiftungsmaßnahmen Kindern und Erwachsenen schon das Leben gerettet.)

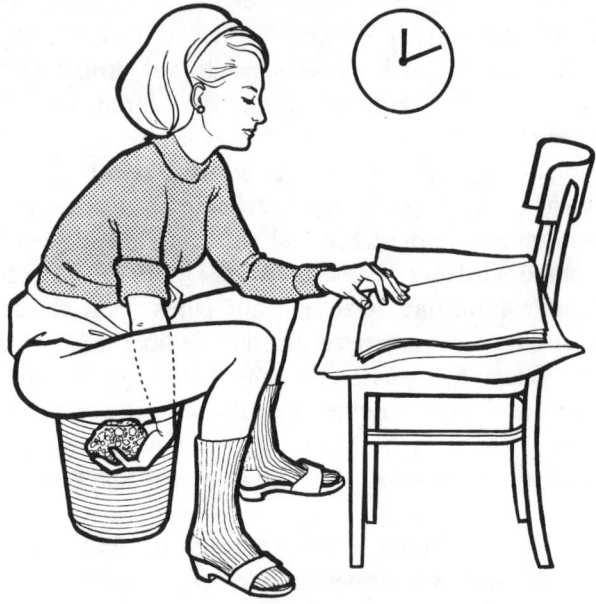

Abb. 7: Reibesitzbad am Kübel

Temperatur: Am wirkungsvollsten ist die Wassertemperatur von 12 bis 14 Grad C. Diese wird nicht von allen Frauen
sogleich vertragen. Große Kälteempfindlichkeit in der Schamge-

gend beweist mangelhafte Genitaldurchblutung und -gesundheit. Solche Frauen müssen daher mit einem oft wesentlich wärmeren Wasser, wie sie es eben schon vertragen, beginnen, nehmen es aber allmählich kühler; andere, ständig Verfrorene, Fröstelnde, dürfen zunächst überhaupt nur das heiße Reibebad anwenden, oder Sie geben die Füße in mit heißem Wasser gefüllte Gefäße. Es kann auch der mit kühlem Wasser gefüllte Kübel in der mit etwas heißem Wasser gefüllten Badewanne stehen, so daß die Füße im Heißen sind. Das Bad wird nur während der Periodenzeit unterbrochen.

Entgiftungsreaktionen: Diese sind Erfolgszeichen, bei denen das Baden auf keinen Fall unterbrochen werden soll: Z. B. Auftreten eines übelriechenden trüben Harnes, der wegen seines Giftgehaltes in Blase und Harnröhre brennt. Es handelt sich um keine Verkühlung und keine Blasenentzündung, sondern um erfolgreiche Säftereinigung über die Nieren. Dies ist leicht zu beweisen, da die Wiederholungsbäder wohltun und die Beschwerden bei unverändert weitergeführten Bädern völlig schwinden. Auch Abgang von stechend oder säuerlich riechenden Stühlen, Afterbrennen, Hämorrhoidalreizung können auftreten, weil über den Darm eine vermehrte Giftausscheidung stattfindet, welche die Schleimhäute ätzt. Auch ein Ausfluß kann sich zeigen oder intensivieren, weil die Frauenorgane als Notventil unreiner Säfte wirken, bildet sich aber mit der Allgemeinentgiftung zurück.

Notbehelf: Gichtkranke und Rheumatiker, die auf die Wohltat des Bades nicht verzichten wollen, obwohl sie mit der Hand die Kälte nicht vertragen, befestigen das Tuch an einem Griff, der das Naßwerden verhindert.

Anwendungsgebiet: Als Entgiftungsbad zur Steigerung der Nieren- und Darmtätigkeit: Bei Darmträgheit, Blähsucht, Selbstvergiftung vom Darm, Leber-, Gallen- und Magenstörungen, Nierenschaden, Nierensand; zur Genitalgesundung, z. B. Periodenstörungen, Ausfluß, Entzündung, Frigidität oder Überreizung, Abortusneigung, Unfruchtbarkeit, Schwangerschaftsbeschwerden; sollte grundsätzlich während jeder Schwangerschaft bis zur Entbindung durchgeführt werden im Interesse von Mutter und Kind; zur vegetativen Kräftigung, bei Herzbeschwerden und Symptomen der „vegetativen Dystonie". Bei Fieberzuständen senkt es das Fieber, mindert oder beseitigt Übelkeit, Kopfschmerz, Brechreiz, und erfrischt, lange genug durchgeführt, den ganzen Organismus. Außerhalb der ABLEITUNGSKUR stellt es eine vorbeugende und hygienische Maßnahme zur Körperpflege der Frau dar.

Beispiele:
Studentin, 25 Jahre, früher an Lungentuberkulose erkrankt gewesen, erholt sich nach Virusgruppe nicht mehr: erhöhte Temperaturen, erschöpft, ständige Herzschmerzen, „maskierte Tuberkulose"? Alle Untersuchungen o. B., alle Medikamente seit drei Monaten wirkungslos. MILDE ABLEITUNGSKUR wird sofort mit Reibesitzbädern begonnen: Während jeden Bades (30 Minuten, 14 Grad C) tritt Erfrischung und Schmerzfreiheit auf, anfangs kurz, später immer länger anhaltend. Die gut vertragenen Bäder werden auf 60 Minuten verlängert, die Füße kommen dabei in ein Gefäß mit heißem Wasser. Täglich 3—4 Bäder. Nach drei Wochen fieber- und beschwerdefrei.
Hausfrau, 29, seit 7 Jahren unerfüllter Kinderwunsch, Gynäkologische Behandlungen, Tubendurchblasung, Hormone ohne Erfolg. Gleichzeitig bestehende Darmträgheit wurde nicht beachtet. MILDE ABLEITUNGSKUR im Winter mit 2mal täglichen heißen, Wiederholungskur im Sommer mit kalten Reibesitzbädern, die danach fortgesetzt werden. Darmträgheit behoben, nach 1 Jahr Entbindung von gesundem Mädchen.
Ärztin, 47, wurde wegen unstillbar klimakterischer Genitalblutungen schon 2mal ausgekratzt (Curettage). Bei der nächsten starken Blutung sollte Gebärmutter operativ entfernt werden. Da sie seither aber täglich Reibesitzbäder bei 12 Grad C durchführt, treten wieder normale, 4 Tage dauernde Menses auf; Operation unnötig.
Buchhalterin, 53, mit Verdauungs-, Leber- und Gallenbeschwerden; sehr nervös, Herzflattern, Halswürgen, „vegetative Dystonie". Dauerkonsum von Beruhigungsmitteln, dennoch Androhung der Kündigung wegen nervöser Reizbarkeit. MILDE ABLEITUNGSKUR mit Reibesitzbädern und einer homöopathischen Arznei. Nach 10 Tagen auffallend ruhig, gelassen, friedlich, im Bauch (streuender Giftherd!) Wohlbefinden. Entscheidende Hilfe durch die Bäder.

DAS HEISSE REIBESITZBAD FÜR FRAUEN

Dieses eignet sich für ständig frierende Frauen. Es wird die gleiche Prozedur wie oben durchgeführt, jedoch mit so heißem Wasser, als noch vertragen wird. Das Bad wird mit einer kühlen Abwaschung des Geschlechtsteils abgeschlossen. Auf diese Weise wird das Wärmedefizit des Körpers beseitigt, und Durchwärmung, Entkrampfung und Abhärtung des Unterleibes erzielt. Dadurch können die meisten Frauen nach einiger Zeit, besonders in warmer Jahreszeit, auf das kühle Bad übergehen.

Bei Blutungsneigung, Schwangerschaft und großen Hämorrhoiden ist das heiße Bad untersagt.

5. DAS REIBESITZBAD FÜR MÄNNER (MÄNNERBAD) NACH LOUIS KUHNE

Dieses wirkt ähnlich wie das entsprechende Frauenbad, erreicht aber nicht in allen Fällen dieselbe Wirkungskraft. Daher wird auch bei Männern das Rumpfreibebad oder das kombinierte Reibebad (S. 96) viel öfter empfohlen. Unersetzlich ist das Männerbad hingegen bei Nierenschäden, Nierensteinen oder Sand, bei ständig trübem Harn, erhöhtem Reststickstoff, bei chronischem Nierendruck, auch bei Menschen, die bereits eine Niere verloren haben. Bei ihnen tritt oft schlagartige Besserung ein. Sehr bewährt ist das Bad auch bei Blasen- und Harnröhrenkatarrhen, Prostatahypertrophie, Prostatabeschwerden vor der Operation und als Nachbehandlung, Potenzstörungen, verfrühter Ejakulation, sowie als Nervenkräftigungsmittel, besonders bei neurasthenischen Männern. Das Bad soll aber nicht vor abgeschlossenem Pubertätsalter genommen werden.

Technik: Über einen Wasserbehälter, Plastikwanne, Schaff oder dgl. wird ein Brettchen gelegt, oder in den Behälter kommt eine Fußbank oder Schemel zum Sitzen. Das Wasser wird je nach Verträglichkeit zwischen 12—18 Grad temperiert; es reicht bis Sitzhöhe. Der Badende setzt sich auf Brettchen oder Fußbank, wie beim Frauenbad.

Durchführung: Das männliche Glied wird zum Wasser hingehalten, und zwar so, daß 2—3 Finger die Vorhaut, die über die Eichel nach vorn geschoben wird, vor der Eichel zusammenhalten; dadurch ist die Eichel vollständig überdeckt. Die vorgestülpte, nun wulstartig gefaltete Vorhaut wird jetzt unter Wasser leicht mit einem Leinentuch 15—20—30 Minuten lang gewaschen oder zart hin und her gerieben. Auch der übrige Geschlechtsteil kann zeitweilig mitgewaschen werden, die Hauptwirkung geht jedoch von der Vorhaut aus, in der die meisten Nerven verlaufen.

Beispiel: Siehe Fall 7, S. 125!
Bei Prostataentzündung, Nebenhodenentzündung, ist das Reibe-
sitzbad in heißer Abwandlung zunächst heilsamer.

6. DAS KOMBINIERTE REIBEBAD

Dieses stellt eine Kombination des Reibesitz- und des
Rumpfreibebades dar. Es kann daher bei den Heilanzeigen beider Bäder erfolgreich angewendet werden. Es hängt vom Einzelfall, seiner Temperaturverträglichkeit und Reaktionsweise ab,
welches der drei Bäder das günstigste ist. Bei vielen chronisch
Gestörten, besonders bei Frauen, wird das Reibesitzbad, welches die kleinste Angriffsfläche besitzt, für den Anfang das
Zweckmäßigste sein. Später, wenn eine direktere Einwirkung
auf die Bauchorgane erwünscht sein sollte, folgt als erweiterter
Eingriff das kombinierte Reibebad, worauf vom Badenden oft

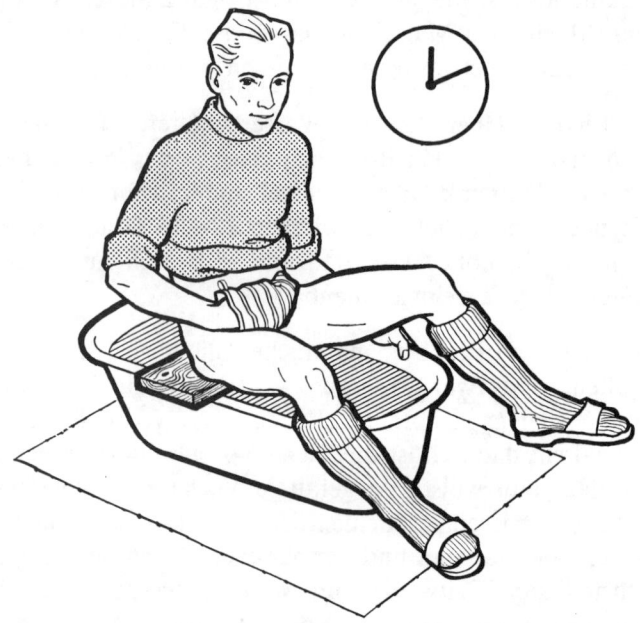

Abb. 8: Kombiniertes Reibebad

besonders gerne, weil vom Körper benötigt, auf das Rumpfreibebad übergegangen wird. Es kann aber auch umgekehrt sein
und viele bleiben stets bei „ihrer Badeart". Das kombinierte
Reibebad hat den Vorteil, daß man es jedes Mal, wenn das Reibebad zu langsam zu wirken scheint, automatisch zu dessen Ergänzung anwenden kann; und weiters, daß man sich nicht so
sehr wie beim Rumpfreibebad entblößen muß, so daß der allgemeine Wärmeverlust wesentlich geringer ist. Die wirksamste Badeart kann nur jeder für sich erproben.

Technik: wie beim Reibesitzbad (siehe Abb. 8).

Durchführung: Zunächst wird wie beim Reibesitzbad
der Geschlechtsteil gespült. Dann wird der Schwamm oder das
Spültuch etwas triefend höher gehoben und die Leistengegenden
sowie der gesamte Unterleib vom Nabel abwärts und seitwärts
bis zum After etwas energischer hin und her gerieben als beim
Rumpfreibebad. Es folgt wieder der Geschlechtsteil zumindest
so lange, bis die anderen Regionen wärmer geworden und wieder Abkühlung vertragen usw., wie es der Badende gerade als
angenehm erfrischend, belebend und wohltuend empfindet.

Temperatur: wie beim Reibesitzbad, falls schon vertragen zwischen 12 und 18 Grad. Je kühler die Temperatur, desto
länger müssen anfangs während des Bades die Intervalle sein, in
denen sich die kälteempfindlicheren Regionen wieder erwärmen
können.

7. DAS AUSLAUGEBAD

Dieses Bad zielt darauf hin, den Körper über die ganze Haut
intensiv zu entgiften (auszulaugen) und dadurch, regelmäßig angewendet, die Entgiftungsfunktion der Haut systematisch zu
schulen. Am besten abends, vor dem Schlafengehen, wird ein
Vollbad genommen, dessen Temperatur der Badende jeweils als
sehr angenehm (nicht zu warm und nicht zu kühl) empfinden
soll (durchschnittlich um 37 Grad C). Nach 10 Minuten Baden
wird der ganze Körper mit viel Seife und mit der Bürste gründlich bearbeitet, dann legt man sich bis zum Hals in das Wasser
und bleibt noch 20 bis 40 Minuten entspannt liegen (oder liest
dabei ein Buch). Man läßt nur dann heißes Wasser zufließen,

wenn das Bad zu kühl wird. Zum Abschluß wird nochmals der
ganze Körper stark eingeseift und gebürstet, gründlich abge-
schwemmt, am besten mit der Handbrause, und nach dem Abtrocknen zu Bett gegangen.

Durch das Bad sehen jetzt Finger und Zehen ausgelaugt wie
Wäscherinnenhände aus. Auch die Schmutzschicht, die sich am
Badewannenrand gebildet hat, zeigt ein Ergebnis der „Auslau-
gung". Dabei ist es lehrreich, daß diese Schicht um so dicker
und schmutziger wird, je länger und öfter man die Bäder an-
wendet. Diese Erscheinung ist auf die durch die Bäder gesteigerte Entgiftungsfähigkeit der Haut zurückzuführen. Die erwähnte
Seifenabwaschung zum Badeabschluß ist besonders wichtig, da
sie noch einen Teil jener Schlackenstoffe herauszieht, die sich
gerade noch in der Haut auf dem Wege nach außen befinden.

Die Bäder sind besonders bei Verschlackungskrankheiten,
Muskel- und Gelenkrheumatismus, Gicht, verschiedenen Auf-
brauchkrankheiten, aber auch bei akuten Vergiftungszuständen,
z. B. bei allen Infektionskrankheiten usw. sehr günstig[1]).

Die Anwendungen werden individuell 1—3mal wöchentlich,
allenfalls täglich verordnet. In bestimmten Fällen wird der Arzt
auch eine Steigerung der Temperatur verschreiben.

Bei Schlafstörungen, vor allem Einschlafstörungen, entfällt das Bürsten, Hingegen läßt man nach und nach kaltes
Wasser zufließen, so daß die Temperatur langsam auf 35 oder
34 Grad absinkt. Die Schlafbereitschaft steigt dadurch deutlich
an.

8. DER KLEINE UND DER GROSSE MARSCH

Es ginge vielen besser,
wenn man mehr ginge.

SEUME

Johann Peter HEBEL[2]) (1760—1826) berichtet von einem
übergewichtigen gichtbrüchig-rheumatischen Mann, der wegen
seines Zipperleins und vieler anderer Gebrechen jahrelang von

---

[1]) MORDHORST, G.: Die Ableitung über die Haut zur Unterstützung von Regenera-
tionskuren. Diaita 13 (1967), 6:12.
[2]) BRAUCHLE, A.: Naturheilkunde des praktischen Arztes. Hippokrates, Stuttgart.

Arzt zu Arzt gepilgert war, unzählige Pillen und Tränklein genommen und ständig mediziniert hat. Dennoch wurde sein Zustand fortlaufend schlechter. Eines Tages hörte der Kranke von einem Arzt, der viele Meilen weit entfernt, nahezu wundertätig wirken sollte. Diesem schrieb er um Rat. Da antwortete der Doktor, er wisse schon, was dem Patienten fehle: er haben einen Wurm im Bauch, den er aber nur abtreiben könne, wenn:

○ Der Kranke die Reise zu ihm zu Fuß unternähme; und wenn

○ er sich unterwegs recht kärglich ernähre.

Fluchend und stöhnend begann der Dicke seinen Fußmarsch und brachte zunächst nur kleinste Strecken hinter sich. Aber mit der Zeit ging es zunehmend besser, und als er schließlich bei seinem Wunderdoktor ankam, fühlte er sich bereits völlig gesund. Zu seiner Verwunderung erklärte aber der Arzt, daß wohl der Wurm abgetrieben, die Wurmeier jedoch noch im Leibe seien, weshalb auch die Rückreise zu Fuß zurückgelegt werden müsse. Wenn auch der Patient vielleicht jetzt geahnt haben mochte, worum es bei ihm eigentlich ging, so war er doch klug genug, die Anweisung genau zu befolgen.

Daheim gab es des Staunens kein Ende, als an Stelle des griesgrämigen, leidenden, verfetteten Kranken ein fröhlicher, gesunder, gut aussehender Mann zurückgekehrt war. —

Der durchschnittliche heutige Autofahrer, der Mensch mit sitzender Lebensweise, der „Bürohämorrhoidariker", der Großstadtmensch überhaupt und jeder an Luft- und Bewegungsmangel Leidende, gleich ob er ein Unter- oder Übergewichtiger, Verschlackter, Rheumatiker, Ischiadiker, Kreislaufgestörter, Nervenlabiler, Überhitzter oder ein ständig Frierender ist: Der moderne Mensch hockt immer irgendwo: Im Auto, hinterm Schreibtisch, vor dem Fernseher, und kann aus dieser Geschichte das beste und billigste Rezept herauslesen, das es überhaupt gibt: Marschiere viel und iß wenig!

Wer je selbst erlebt hat, wie sich nach einer ausgiebigen Wanderung die Dumpfheit des Kopfes, depressive Stimmungen, Gereiztheit, Lebensunlust in Nichts auflösten, der hat schon eine Art von „Blutwäsche" kennengelernt. Jeder mehrstündige Marsch durch Wald und Flur entgiftet die Säfte über Haut und

Lungen, reichert mit Sauerstoff an, belebt Zirkulation, Verdauung, Drüsen, hebt Stimmung und Lebensgefühl, macht innerlich froher und freier. Würden Nervenärzte anstelle der Psychopharmaka längere Fußwanderungen verordnen, Unzählige gerieten nicht in Drogenabhängigkeit und -sucht! Aber das Einnehmen der Tranquilizer ist bequemer als Wandern! Und viele sagen: „Dafür habe ich keine Zeit!" Es ist aber zu staunen, wieviel Zeit diese Menschen oft für Unwesentliches vergeuden!

Die Möglichkeiten, regelmäßiges Marschieren sinnvoll in den Lebensrhythmus einzubauen, sind individuell verschieden. Als erstes empfiehlt sich ein Fußmarsch zum und vom Arbeitsplatz, der bei zu kurzer Entfernung durch einen Umweg verlängert und bei zu großer Distanz auf eine Teilstrecke beschränkt wird. Der Rest wird gefahren. Auch ein flotter Spaziergang nach Arbeitsschluß oder vor dem Schlafengehen ist wertvoll. Viele Ehefrauen freuen sich den ganzen Tag auf ihren Mann. Dieser ist abends oft schon zu müde, daß er kaum ansprechbar ist und bald in seine Zeitung oder in Schlaf versinkt. Der Abend-Spaziergang läßt die angesammelten Müdigkeitsstoffe wieder abatmen. Er lockert und gleicht die einseitige Körperhaltung aus, die am Arbeitsplatz eingenommen wurde. Außerdem bringt er Entspannung, Erholung und verbesserten Schlaf und fördert die nötige Aussprache über die Probleme, die das Leben mit sich bringt.

Im Gegensatz zu diesem alltäglichen „Kleinen Marsch" eignet sich für den „Großen Marsch" das Wochenende und der Urlaub. Das Motto „Marschiere Dich gesund"! wird aber nur sinnvoll verwirklicht, wenn man bescheiden beginnt, allmählich steigert und auf längere Zeit jedes Wochenende verwendet und in einem „Wanderurlaub" jeden Tag ohne Übertreibung ausnützt, wobei mit kleineren und größeren Partien gewechselt wird und systematisch Ruhetage eingeschaltet werden. Entscheidend ist, daß bei jeder Witterung marschiert wird, wofür zweckmäßige Bekleidung erforderlich ist. Gartenarbeit, Sport, Gymnastik an frischer Luft und ähnliches gehören in denselben Rahmen.

Während der Kur, am besten auch nachher, bauen wir in unseren Alltag gezielt den flotten Fußmarsch ein und widmen das Wochenende unserer Regeneration durch ausgiebige Wanderung. Regelmäßiges Marschieren ist unvergleichlich schöner und zeitsparender als Wartezimmer- und Spitalaufenthalte.

9. LUFT-, LICHT- UND SONNENBÄDER

Wasser tuts freilich, höher steht jedoch
die Luft und am höchsten das Licht.
ARNOLD RIKLI

Ohne Sonne gibt es kein Leben. Zu viel Sonne versengt alles Leben. So kommt es auch hier auf die Dosierung an. Akute Überdosierung beim Besonnen führt zum Sonnenbrand; chronische Überdosierung, z. B. im Verlauf eines sehr langen Höhen- oder Meeresaufenthalts erbringt neben intensiver Bräunung eine Gerbung und feinknittrige Fältelung der Haut, die dann nach MAYR dem Atrophiestadium zuzurechnen ist. In diesem Stadium ist die Haut aber schon funktionsgeschwächt und fällt für Säftereinigungsfunktionen teilweise aus. Daher ist der Sonnenfanatiker, selbst wenn er wie ein Mohr aussieht, noch lange nicht der Gesündeste!

Im Gegensatz dazu benötigen der Sonnenempfindliche, „Sonnenscheue", der Nervenschwache, vegetativ Labile, der übererregte Schilddrüsenkranke, der Schlafgestörte und jede „Zimmerpflanze" das natürliche Licht oder Verstärkung ihrer Nerven- und Lebenskraft.

Sie beginnen zunächst mit L u f t b ä d e r n , mit Aufenthalten in möglichst unbekleidetem Zustand im Zimmer bei geöffneten Fenstern, dann im Freien im Schatten und bei bedecktem Himmel. Dadurch empfangen sie viel mildere Reize als beim Besonnen; mit der Zeit summieren sich diese Effekte und bewirken selbst beim Nervenempfindlichsten wohltuende, beruhigende Gesamtumstimmung. Die domestizierte Haut ertüchtigt sich, so daß nach Wochen oder Monaten mit vorsichtiger Besonnung begonnen werden kann: Im Schatten liegend werden erst nur die Füße bestrahlt, erst kurz, später länger. Dabei fließt das ganze Körperblut im Bereich der bestrahlten Fußhaut unmittelbar unter dem Licht durch und nimmt von ihm Energien auf. Später folgen die Unterschenkel, bis sie mäßig gebräunt sind, schließlich wird mit Geduld die Bestrahlungsfläche bis zum vollständigen Sonnenbad vergrößert. Auf Sonnenbäder folgen Schattenbäder, kalte Abwaschungen, Schwimmbäder; auf Ruhe Bewegung, Ballspiel, Gymnastik usw. Häufiges Einölen nährt die Haut und macht sie geschmeidig. Auf diese Weise können Luft-, Licht- und Sonnenbäder, regelmäßig angewendet, wie besonders im Urlaub, vortreffliche Umstimmung und Regeneration bewirken. Jede Übertreibung hingegen verursacht einen Rückschlag[1]).

10. NEURALTHERAPIE NACH HUNEKE UND ANDERE ERGÄNZUNGSTHERAPIEN

Die Neuraltherapie ist eine biologische Regulationsbehandlung, die sich als zusätzliche Maßnahme zur Reinigungskur sehr bewährt hat.

Der Wirkmechanismus der Neuraltherapie wird verständlich, wenn man bedenkt, daß das Leben nicht nur an Materie gebunden ist, sondern auch an Energie. Gestörte Gewebe, z. B. Narbengewebe, chronisch-entzündliche Schleimhautareale, zerklüftete Tonsillen und andere „Störfelder" weisen vielfach einen Mangel an Energie auf, also ein Energiedefizit. Die Zufuhr von Substanzen mit einem hohen energetischen Eigenpotential beseitigt in diesen kranken Geweben ihr Energiedefizit und verbessert damit ihre Funktion. Mit jeder neuerlichen energetischen Aufladung lernt das geschädigte Gewebe besser sein erforderliches Potential selbst aufzubauen und zu erhalten. Der Heilungsprozeß setzt ein. Als geeignetster Energieträger hat sich das in der Medizin altbekannte Lokalanästhetikum (Neuraltherapeuticum) Procain (Impletol, Xyloneural u. a.) bewährt. Es wird gezielt in den gestörten Gewebebezirk injiziert. Sehr oft stellen Narben von Operationen, von Bißverletzungen, Unfällen, Verbrennungen, Schuß-, Schnitt- und Stichverletzungen, aber auch Impfnarben, besonders alle häßlichen, eingezogenen Narben, so alt sie auch sein mögen, auch ganz kleine Haut- und Schleimhautdefekte, solche Störfelder = Heilungshindernisse dar. Häu-

---

[1]) Näheres in BRAUCHLE, A.: Naturheilkunde des praktischen Arztes. Hippokrates, Stuttgart.

fig sind es auch alte, kaum beachtete chronisch-entzündliche Prozesse an toten Zähnen, im Leerkiefer, im Rachen, in Nebenhöhlen, in Eileitern, in der Gebärmutter, in der Prostata usw., welche als energetische Störfelder wirksam sind. Sie blockieren wie Unterbrecher in einem elektrischen Leitungssystem wichtige Funktionsabläufe im vegetativen System, lähmen oft das Immunsystem und unterhalten verschiedenste Störungen und Erkrankungen im Organismus.

Durch wiederholte Einspritzung des Neuraltherapeutikums in das Störfeld läßt sich der Gewebezustand wieder bessern. Auch Narben werden weicher, elastischer, unauffälliger, Narbenschmerzen schwinden. Ebenso lassen sich Hemmimpulse ausschalten und oft noch dort Heilerfolge erzielen, wo es ohne Neuraltherapie nicht möglich gewesen wäre.

Besonders eindrucksvoll ist das Sekundenphänomen. Dieses, von den Arztbrüdern Huneke erstmals beobachtete Phänomen besteht dann, wenn die Injektion in ein Störfeld augenblicklich, also in Sekundenschnelle, eine schlagartige Befreiung von Schmerzen oder Beschwerden erzielt, die mindestens durch 24 Stunden anhält. Dieses Phänomen imponiert besonders, wenn der Injektionsort und die Beschwerdestelle weit voneinander entfernt sind.

So kann z. B. die Unterspritzung einer Blinddarmnarbe zum sofortigen Schwinden von quälenden Kopf-, Herz- oder Magenschmerzen führen, oder eine Injektion in den gynäkologischen Raum (wenn dort ein Störfeld vorliegt), zur Behebung einer Bewegungseinschränkung im Nacken- oder Schultergürtel usw.

Der menschliche Organismus erweist sich so als Wunderwerk und als Einheit, in der alles mit allem in Zusammenhang steht. Die Injektion des Neuraltherapeutikums in eine durch Tritt in eine Glasscherbe entstandene Narbe am Fuß (in der Pankreas-Reflexzone) hat z. B. einen Patienten von seiner Zuckerkrankheit geheilt; die Einspritzung in die Prostata befreite einen anderen von seinen Herzkrampf-Anfällen; die Injektion in den gynäkologischen Raum hat bei vielen anderen ihre Kreuzschmerzen, Migräne, Nierenstörungen usw. beseitigt.

Es ist Aufgabe des Arztes, zu erkennen, bei wem und wo Neuraltherapie sinnvoll ist. Bei gestörtem Heilverlauf im Rahmen der Reinigungskur ist jedenfalls daran zu denken. Bei Bedarf sind vor allem Narben zu behandeln, und ausnahmslos jene, die besonders auffallend häßlich, eingezogen oder gerötet sind, oder jene, die der Patient gelegentlich schon selbst z. B. bei Wetterwechsel verspürt hat. Diese sind Störfelder! Da man selbst seine ehemaligen Verletzungen und kleinen Operationen meist schon fast vergessen hat, empfiehlt es sich, seinen Körper systematisch danach abzusuchen und den Arzt darauf aufmerksam zu machen.

Fall: Internist, 55, leidet an Angina pectoris. Er nimmt seit 5 Jahren ständig zahlreiche Medikamente ein. Während der MILDEN ABLEITUNGSKUR geht es ihm wohl zunehmend besser, jedoch bleibt er abhängig von seinen Medikamenten. Da entdeckt der behandelnde Arzt eine kleine Verbrennungsnarbe über dem Brustbein und unterspritzt sie mit Xyloneural. Schlagartig ist der Herzdruck beseitigt, der Patient braucht seit dieser einen Injektion nie mehr Herzmedikamente und ist als geheilt zu betrachten.

Auch die chinesische Akupunktur mit Nadeln, Laserakupunktur, die Ohrakupunktur, Akupressur, japanische Shiatsu, Moxa u. a. können die energetische Situation des Organismus ordnend beeinflussen und damit die Heilvorgänge wirkungsvoll vorantreiben.

Die nasale Reflexzonenbehandlung der Nase nach ROEDER ist hilfreich bei Nebenhöhlenprozessen, Kopfschmerzen, Geruchsstörungen und Durchblutungsstörungen des Gehirns. Da sich in der Nase verschiedene Reflexzonen befinden, wie für die gesamten Atemwege, Bronchien, Hormondrüsen und das Genitale, erweist sich diese Therapie oft auch bei Bronchitis, Asthma, hormonellen und gynäkologischen Störungen als sehr hilfreich.

In vielen Fällen wird der Arzt die edlen homöopathischen Arzneien als ideale Ergänzung und Bereicherung der Kur anwenden, oder als Nachbehandlung der Kur. Für die Homöopathie und die ihr verwandte JSO-Komplex-Heilweise, wie für alle anderen biologischen Verfahren gilt:

Jede Therapie, die bei einem zuvor entgifteten und entschlackten Organismus angewendet wird, spricht unvergleichlich besser an und führt zu entsprechend besseren Resultaten.

Dies trifft natürlich auch für die humoraltherapeutischen Verfahren der alten Ärzte zu, die durch die verdienstvollen Quellenstudien des Wiener Dozenten Bernhard Aschner restauriert wurden und heute zunehmend angewendet werden[1]). Im Vordergrund stehen dabei die ausleitenden und entleerenden Mittel zur Entgiftung und Ausscheidung über Darm, Nieren, Haut, Menstruation, sowie Schröpf- und Schwitzverfahren, Erzeugung von Heilausschlägen (Baunscheidtismus) und Verwendung blasenziehender Substanzen (Cantharidenpflaster).

Darüber hinaus verfügt der biologische Arzt noch über eine Fülle anderer, die Säftereinigung unterstützender Möglichkeiten, von der Verwendung geeigneter K r ä u t e r t e e s bis zu psychologisch hilfreichen Waffen wie der A u t o s u g g e s t i o n[2]).

EINSCHRÄNKUNGEN ODER VERBOTE

Beherrschtheit in aller Kost
ist die Mutter der Heilmittel.
MOHAMMED

a) Die besonders gärungsfreudige Kost

Was man besonders gerne tut,
ist selten ganz besonders gut.
WILHELM BUSCH

α) F a b r i k z u c k e r und S ü ß i g k e i t e n

Zucker, Süßigkeiten, Schokoladen und stärker gesüßte Speisen sind völlig zu meiden. Die einzige Ausnahme bildet der eine Teelöffel Honig im Abendtee, falls Honig gestattet wird.

Die Selbstvergiftung vom Darm ist in erster Linie auf Zersetzung der gärungsfreudigen Kost zurückzuführen. Zucker und gesüßte Speisen spielen dabei eine maßgebliche Rolle.

Nicht selten fallen bereits Kinder durch schlechte Zähne auf. Erforscht man den Konsum an Süßigkeiten und Schleckereien,

---

[1]) ABELE, U. und STIEFVATER, E. W.: Aschner-Fibel. Die wirkungsvollsten konstitutionstherapeutischen Methoden nach Aschner. Karl F. Haug Verlag, Heidelberg.
[2]) RAUCH, E.: Autosuggestion und Heilung. Karl F. Haug Verlag, Heidelberg.

so ist dieser meist, auch außerhalb von Festzeiten, außerordentlich hoch. Daß dadurch allein schon Appetitlosigkeit, Magenverstimmung, Mundgeruch, Stuhlverstopfung und andere Folgen auftreten können, ist wohl bekannt, wird aber von Angehörigen, die sich beim Kind durch Naschwaren beliebt machen wollen, geflissentlich übersehen. Durch strenges Süßigkeitsverbot kann man schon nach wenigen Wochen oder Monaten einen Stopp der Zahnverschlechterung, Reinigung von Zahnstein, Regeneration des Gebisses, Zunahme des Appetits und allgemeine gesundheitliche Verbesserung beobachten.

Da die Zahnfäule längst eine gefährliche Volksseuche geworden ist, die jährlich Milliardenbeträge kostet, haben deutsche Zahnärzte eine „Schwarze Liste" veröffentlicht. Als Hauptverursacher der Karies werden Industriezucker und zuckerhaltige Nahrungsmittel angeführt, wie Bonbons, Schokolade, Süßigkeiten, Kuchen, Keks, gesüßte Limonaden, Cola, Fruchtsäfte, Eiscreme, Obstkonserven, Tomatenketchup. Zucker gilt aber nicht nur als Kariesförderer, sondern auch als Kalkräuber, Basen-und Vitamin-B-Räuber. Professor KOLLATH erklärt in seinem Lehrbuch der Hygiene[1]) den Zucker als wahrscheinliche Ursache des Gebißverfalles. Und der schweizerische Wirbelsäulenspezialist ILLI vertrat in einer persönlichen Mitteilung, gestützt auf exakte Erforschung der Eßgewohnheiten der Patienten und auf mehrere tausend zugehörige Röntgenbilder die Überzeugung, daß die heute so häufige Kalkverarmung der Wirbelsäule in den meisten Fällen auf chronischen Zucker-Überkonsum zurückzuführen wäre[2]).

Süßigkeiten verschaffen ein flüchtiges Wohlgefühl. So ist es kein Wunder, daß viele „vom Leben ohne Freude" enttäuschte Menschen als Ersatz gerade in dieser Richtung fortgesetzte und ungehemmte Befriedigung suchen. In Hollywood, wo man sich der Linie wegen nicht mit leiblichen Genüssen trösten kann, werden Hunderte von Psychotherapeuten überfordert, in Wien dagegen, wo man es kann, die Konditoreien.

Die Praxis zeigt, daß ein längeres strenges Süßigkeitsverbot sich nach vielen Seiten hin günstig auswirkt. Breiige, schaumige,

---

[1]) KOLLATH, W.: Lehrbuch der Hygiene. Hirzel-Verlag, Leipzig.
[2]) Bei Wirbelsäulenleiden ist daher Zuckerverbot angeraten!

sauer riechende Gärungsstühle verbessern sich, Magenbeschwerden, von Magendruck bis Sodbrennen, Symptome von Magen- und Zwölffingerdarmgeschwüren werden allein schon dadurch günstig beeinflußt. Andere Auswirkungen dieses Verbotes, wie verminderte Gasbildung und herabgesetzte Selbstvergiftung vom Darm wirken sich nicht so augenscheinlich aus, sind aber zumindest ebenso bedeutungsvoll.

Jeder Körper braucht Zucker; aber nur den, den er sich selbst aus den verzehrten Kohlenhydraten (Brot, Reis, Kartoffel usw.) um- und aufbaut. Nimmt man aber ständig Fabrikzucker ein, dann wird die körpereigene Zuckersynthese relativ unnötig, die Fähigkeiten dazu verkümmern, die Kohlehydrate werden schlechter verdaut, und die Gier nach Süßem steigt dementsprechend an. Das gierige Zuckerverlangen, das schon dem Kleinkind anerzogen wird (!), ist stets als Zeichen einer mangelhaften Kohlenhydratverdauung und geschwächten eigenen Zuckersynthese aufzufassen! Jede weitere Fabrikzuckerzufuhr sorgt somit für weitere Degeneration dieser Funktion. Erst völliges Vermeiden des weißen und braunen Fabrikzuckers erzieht den Körper wieder zur rationellen Kohlenhydratverdauung, womit auch jede Zuckergier verschwindet. Auch jene schädlichen Darmbakterien, die mit ihren Zuckerspaltenzymen nachweisbar vor allem vom Fabrikzucker leben, müssen im Laufe von Monaten eingehen oder den Darm verlassen, wenn ihnen nicht wieder Zucker zur Nahrung gegeben wird.

Die alten Hebräer, Assyrer, Ägypter, Griechen usw. kannten keinen Fabrikzucker und erreichten dennoch vielfach ein biblisches Alter. —

β) R o h k o s t

> *Genieße mäßig Füll' und Segen,*
> *Vernunft sei überall zugegen.*
> GOETHE

Hört man im Zusammenhang mit naturgemäßen Heilweisen von Diät, so erwartet man eine vegetarisch betonte Küche mit vieler Rohkost, reichlich Obst, Fruchtsäften und Salaten. In klarem Gegensatz dazu wird während der MILDEN ABLEITUNGSKUR die Rohkost gemieden. Erlaubt bleibt nur der verdünnte Zitronensaft in bescheidener Menge im Kräutertee.

Über die Vorzüge der Rohkost besteht kein Zweifel. Darum ist auch der Ruf nach immer mehr Vitaminen, der sogenannte Vitaminrummel, von manchen sogar als „Vitaminschwindel" bezeichnet, große Mode geworden.

Die Nachteile der Rohkost werden aber heute noch kaum beachtet: Rohkost ist besonders gärungsfreudig und zersetzt sich rasch im Darm. Durch Zellulosereichtum belastet sie die Verdauung, falls sie über das individuelle, bekömmliche Maß genossen wird. Dieses Maß ist beim bewegungsarmen Stadtmenschen so klein, so daß ihm in dem Spruch „Die Kost, die dem Schmied bekommt, zerreißt den Schneider!" die Rolle des Schneiders zukommt! (Siehe S. 45). Daher entstehen auch Blähungen (giftige Zersetzungsgase aus dem Darm, Leberbelastung usw., wenn mehr Rohkost gegessen wurde als der Mensch verträgt. Dies gilt besonders, wenn viel Rohes am Abend gegessen und schlecht gekaut und eingespeichelt wird.

Zur Frage der Vitamine und sonstigen Vitalstoffe ist zu bedenken, daß es vom Zustand des Verdauungsapparates abhängt, wieviel dieser Stoffe dem Körperinnern zugeleitet werden. Es nützt nichts, Berge von Vitaminen zu verspeisen, wenn diese im geschädigten Verdauungstrakt zersetzt werden, die Vitamine nicht in das Blut gelangen und somit für den Organismus wertlos bleiben. Deshalb gibt es auch so viele Rohköstler mit eindeutigem Vitamin-C-Mangel.

Die Voraussetzung der richtigen Ernährung stellt ein leistungsfähiger Verdauungsapparat dar. Daher muß zunächst der geschädigte Verdauungsapparat geschont werden, damit er sich erholen kann. Dieser Schonung dient während der Kur das Obstverbot und die Einstellung (Einschränkung) der übrigen Rohkost. In jedem Falle sind unverdünnte Obstsäfte, welche besonders gärungsfreudig sind, gänzlich zu meiden.

Nach Kurende steht die Rohkost wieder zur Verfügung. Richten wir uns in ihrem Genuß nach dem Grundsatz der Bescheidenheit! Sie wird uns besser bekommen, und die Vitamin-Versorgungsanlage des Körpers wird jetzt günstiger sein als zuvor. (Näheres darüber in „Darmreinigung nach Dr. F. X. MAYR".)

b) Der Bohnenkaffee

Auch beim Kaffee entscheidet die Dosis, ob es sich um ein harmloses Genußmittel oder ein Gift handelt. Diese Dosis ist bei den einzelnen Menschen verschieden. Da das Coffein auf das vegetative Nervensystem einwirkt, stellt es beim Nervenlabilen und Nervenüberforderten — und das ist heute die Mehrzahl aller Menschen — schon in geringen Dosen, regelmäßig genommen, keine harmlose Arznei mehr dar. Die meisten Menschen täten gut daran, den Bohnenkaffee auf kleinste seltene Mengen einzuschränken oder ihn gänzlich zu meiden.

Daß einmaliger Überkonsum von Kaffee Herzklopfen, nervöse Störungen, Fingerzittern, gesteigerte Erregbarkeit, Schlaflosigkeit usw. verursacht, ist bekannt. Wenig werden hingegen Auswirkungen des Dauerkonsums beachtet: Der Kaffee, sein Coffein wie seine Röstprodukte, sind an der Entstehung verschiedener Störungen und Erkrankungen mitbeteiligt. In vielen Fällen reicht daher eine 2—3wöchige Kaffeeabstinenz allein schon aus, um Beschwerden wie Übersäuerung, Magendruck, Völlegefühl oder Symptome von Magen- und Darmgeschwüren, Leber- und Gallenstörungen oder Nierenbeschwerden herabzusetzen oder zu beseitigen. Auch Nervosität, Reizbarkeit, Schlafstörungen werden durch Kaffeeabstinenz günstig beeinflußt.

Viele Menschen gewöhnen sich wegen ihrer Unterdrucksymtome, Schwindel, Müdigkeit, Konzentrationsschwäche an regelmäßigen Kaffeegenuß. Die rasch belebende Kaffeewirkung hilft ihnen scheinbar vorzüglich. Sobald aber diese Wirkung aufhört, entsteht vermehrte Müdigkeit, so daß neuerliches Verlangen nach Kaffee auftritt. Wegen dieser Ermüdungsphase, die dem Belebungseffekt des Kaffees nachfolgt, werden Autofahrer von Verkehrssicherheitsbehörden gewarnt, vor längeren Fahrten Kaffee zu trinken. In dieser Phase verursachen sie eher Unfälle.

Da die vermehrte Müdigkeit ein neuerliches Verlangen nach diesem „Lebenselexier" weckt, und da im Laufe der Zeit die Dosis gesteigert werden muß, um die gleiche Wirkung zu erzielen, trinken heute Unzählige mehrmals täglich konzentrierteste Kaffeegebräue, die bei anderen schon Vergiftungserscheinungen hervorrufen würden.

Wenn diese Menschen glauben, ihren Kaffee bestens zu vertragen, weil sie keine unmittelbaren unangenehmen Folgen verspüren, so irren sie. Ihr Körper befindet sich im symptomarmen „stillen" oder „pseudostillen Stadium", so daß erst später, dann oft um so heimtückischer, Folgen in Erscheinung treten.

Die Maßnahmen der MILDEN ABLEITUNGSKUR, wie Trockenbürsten, Wechselduschen, Rumpf-Reibebäder usw., helfen dem müden Kreislauf auf andere Weise als Bohnenkaffee, weil sie auf die Ursache der Zirkulationsstörungen, auf den minderwertigen Zustand der zirkulierenden Säfte und der fünf Kreislaufmotoren einwirken. Besonders Unterdruckkranke, Leber-, Gallen-, Magen- und Nierenkranke müssen zumindest während der MILDEN ABLEITUNGSKUR den Bohnenkaffee völlig meiden.

c) Fleisch, Fisch- und Wurstwaren

Unter der Voraussetzung erstklassiger Ware ohne Umweltgifte, ohne Hormone und Antibiotika wäre gegen den gelegentlichen (!) Konsum dieses tierischen Eiweißes nichts einzuwenden. Allerdings sollte es immer nur in bescheidenen, bekömmlichen Mengen konsumiert werden. Leider ist dies beim Wohlstandsbürger dieser Überflußgesellschaft fast nie der Fall! Ein hoher Prozentsatz verzehrt t ä g l i c h eine Fleischmahlzeit, was für jeden Menschen auf die Dauer zuviel ist. Zahlreiche Personen essen sogar zweimal täglich ihre Wurst- und Fleischprodukte. Die Folge eines solchen Überkonsums an tierischem Eiweiß hat erstmals Professor WENDT[1]) wissenschaftlich eindeutig nachweisen können. Allgemeine überkalorische Ernährung gepaart mit Eiweißmast führt zu:

○ Bluteindickung, eventuell Thrombose und Embolie
○ Eiweißablagerung in den Blutgefäßen, Gefäßverengung
○ Bluthochdruck, Arterienverkalkung
○ Anstieg von Cholesterin und Fettstoffen
○ Verdickung und Belastung aller Gelenke, Arthrosen
○ Rheuma, Gicht
○ Angina pectoris, Herzinfarkt, Schlaganfall

Wie sich Eiweißsubstanzen in Gefäßen, Gelenken und Geweben ablagern und allmählich entsprechende Beschwerden her-

---

[1]) Professor Dr. WENDT: Die Wendt-Therapie. Harper und Row, Bussum, NL.

vorrufen, so lassen sie sich auch wieder durch eiweißarme Kost abbauen. Allen „Fleisch- und Wursttigern", allen mit Hochdruck, mit hohem Cholesterin-, Fettstoff- und Harnsäurespiegel, aber auch allen Gelenkkranken (Finger- und Zehengelenke, Knie, Hüften usw.) und allen Gicht- und Rheumakranken ist daher während der Kur vom Genuß jedes tierischen Eiweißes abzuraten. Neben Fleisch, Fisch, Wurst usw. zählen dazu auch Topfen (Quark), alle Käsesorten und Eier! Auch nach Kurende sollten solche Kranke langfristig sehr eiweißarm leben, da sich auf diese Weise die Eiweißablagerungen langsam aber sicher und wohltuend abbauen werden. Gelenke, Herz, Kopf und andere durch Eiweiß-Mast belastete Bereiche werden zunehmend freier! Wer einschlägige Fehler macht, kann somit selbst entscheidend an seiner Gesundung mitwirken. Auf die fleischfreien Gerichte im Rezeptbuch „MILDE ABLEITUNGSDIÄT" sei hier hingewiesen[1]).

d) Alkohol und Nikotin

> *Alkohol, Tabak und bürgerliche Küche schaffen immerfort das Mistbeet, auf dem unsere ärztlichen Sprechstundenfrüchte reifen.* OTTO BUCHINGER

Auch hier bestimmt eine individuell unterschiedliche Dosis, ab wann der Umschlag in die Giftwirkung erfolgt. Je sensibler, feinnerviger der Mensch ist, desto weniger verträgt er, und desto weniger sollte er von diesen Genußmitteln Gebrauch machen. Mäßiger Bier- oder gelegentlicher Weinkonsum, bei älteren Menschen regelmäßiger bescheidener Weingenuß, kann durchaus bekömmlich sein. Während der ABLEITUNGSKUR ist jedoch — wenn nicht anders verordnet — jeder Alkoholgenuß einzustellen. Die möglichen groben Schäden durch andauernden Überkonsum sind:

ALKOHOL			
Appetitstörung	Leberschaden	Lungeninfekte	Hirnschädigung
Entzündung von	Alkoholleber	Fettinfiltration	Delirium trem.
Magen, Zwölffin-	Fettleber	der Organe	Korsakoff
gerdarm, Bauch-	toxische Hepatitis	Hodenatrophie	Psych. Schäden
speicheldrüse	alkoh. Leberzir-	Impotenz	Enthemmung
Fehlernährung	rhose	Schäden der	Verrohung
Vit.-B-Mangel	Bauchwassersucht	Nachkommen-	krankh. Eifersucht
		schaft	Gewalttätigkeit usw.

---

[1]) RAUCH/MAYR: Milde Ableitungsdiät, Karl F. Haug Verlag, Heidelberg.

Es ist keineswegs ausnahmslos gemeint und unbedingt geboten, aber:

Wen es angeht, für den ist es sehr ratsam, die ABLEITUNGSKUR mit einem großen und schweren Entschluß zu verbinden: Schluß mit dem Rauchen! Wie angenehm ist es doch, wenn der Nikotingestank vom eigenen Körper, wenn der Geruch nach kaltem Rauch aus der Wohnung verschwindet! Wie schön, wenn die Zähne wieder weiß werden und den gelbschwarzen Belag verlieren! Wie wohltuend, wenn das Geräuspere und Gekrächze aus Luftröhre und Rachen verschwinden, wenn das Herz sich wieder gesünder fühlt, die Atmung freier wird, und vor allem: wenn man wieder unabhängig, frei wurde vom Glimmstengel, vom nervösen Tasten nach der Zigarettenschachtel, vom Zustand, in dem man es kaum mehr erwarten konnte, die nächste Zigarette anzuzünden und ganz tief zu inhalieren.

Mit der ABLEITUNGSKUR, der Neuordnung der Lebensweise ist die günstige Gelegenheit gekommen, das Rauchen stärkstens einzuschränken, oder noch viel besser, es endgültig aufzugeben. Letzteres geht aber nur schlagartig und unwiderruflich! Hunderttausende, auch schwerste Raucher, konnten sich schon das Rauchen endgültig abgewöhnen, nur durch den eigenen festen Entschluß bestimmt, und durch die Erkenntnis der oft sehr schweren gesundheitlichen Schäden, die ihnen durch das Nikotin gedroht haben oder bereits zugefügt worden sind. Unmäßiger dauernder Nikotingenuß kann auslösen oder fördern:

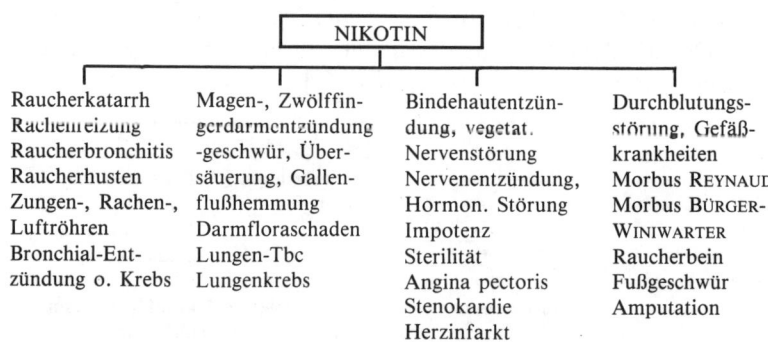

NIKOTIN			
Raucherkatarrh	Magen-, Zwölffin-	Bindehautentzün-	Durchblutungs-
Rachenreizung	gerdarmentzündung	dung, vegetat.	störung, Gefäß-
Raucherbronchitis	-geschwür, Über-	Nervenstörung	krankheiten
Raucherhusten	säuerung, Gallen-	Nervenentzündung,	Morbus REYNAUD
Zungen-, Rachen-,	flußhemmung	Hormon. Störung	Morbus BÜRGER-
Luftröhren	Darmfloraschaden	Impotenz	WINIWARTER
Bronchial-Ent-	Lungen-Tbc	Sterilität	Raucherbein
zündung o. Krebs	Lungenkrebs	Angina pectoris	Fußgeschwür
		Stenokardie	Amputation
		Herzinfarkt	

Als Nervengift, das die Ganglien des vegetativen Nervensystems zuerst erregt und dann lähmt, was der Raucher als beruhigende Wirkung empfindet, schädigt das Nikotin gerade denjenigen, der die Zigarette „dringend braucht, um sich zu beruhigen"; der sie also nicht nur aus reinem Genuß, sondern vor allem als Droge zu sich nimmt.

Nikotin wird großteils in der Leber entgiftet. Diese steht dadurch weniger für andere Stoffwechsel- und Abwehrfunktionen zur Verfügung. Größere Nikotinmengen verändern auch die Haut, die schließlich tabakbraun wird, rascher welkt und knittert, wie es von stark pfeiferauchenden Indianersquaws bekannt ist.

Umfang und Auswirkung des heutigen Tabakmißbrauches gehen aus einer Resolution der Teilnehmer des 25. Kongresses des Zentralverbandes der Ärzte für Naturheilverfahren 1963 an die deutsche Bundesregierung hervor. Darin wird die wissenschaftlich erwiesene Tatsache betont, daß:

durch das Rauchen mehr Menschen in der Bundesrepublik an Lungenkrebs und Gefäßkrankheiten leiden und noch erkranken werden, als durch alle anderen Schädlichkeiten zusammen.

Sowie daß:

Raucher von Gefäßkrankheiten 36mal so häufig betroffen werden, wie Nichtraucher; und daß mehr als 100 000 Männer in der Bundesrepublik in den nächsten Jahren mit der Amputation einer Extremität rechnen müssen, die bei der Hälfte von ihnen vermeidbar wäre, wenn sie nicht rauchten.

Der bekannte „Terry-Report" (USA, Untersuchungen an 1,5 Millionen Rauchern und Raucherinnen) besagt:
1. Die Sterblichkeit ist bei Rauchern höher.
2. Die Sterblichkeit steigt mit der Anzahl der gerauchten Zigaretten.
3. Die Sterblichkeit steigt mit dem Ausmaß der Inhalation.
4. Die Sterblichkeit steigt mit stärkerem Herunterrauchen der Zigaretten.
5. In der Gesamtsterblichkeit der Raucher führt der Herzinfarkt (42,5 %); es folgen sonstige Herz-Kreislauf-Krankheiten (18,4 %) und Bronchialkarzinom (7,2 %), sodann Kehl-

kopf-, Speiseröhren- und Mundhöhlenkrebs, Magen-Zwölffingerdarmgeschwüre.

6. Die Gefahr der Frühsterblichkeit und Frühinvalidität durch Rauchen sinkt bei Aufhören des Rauchens.
7. Auch Nichtraucher, die sich in verrauchten Räumen aufhalten, werden von den Nikotingefahren betroffen (= „passives Rauchen").

Schwangerschaft und Rauchen: In einer amerikanischen Studie an 8 193 schwangeren Frauen[1]) wurde festgestellt:

1. Wenn Mütter während der Schwangerschaft rauchten, war bei den Neugeborenen ein verzögertes (retardiertes) Wachstum festzustellen. Das betraf alle Körpermaße, einschließlich Kopfumfang und Körperlänge.
2. Diese Entwicklungsstörung hält trotz des Heranwachsens der Kinder jahrelang an. Im Schnitt besteht noch im siebten Lebensjahr (!) ein klares Defizit gegenüber den Nichtraucherkindern.
3. Die Wachstumsstörungen sind um so offensichtlicher, je mehr die Schwangere geraucht hat.
4. Wird das Rauchen zu Beginn der Schwangerschaft aufgegeben, zeigt das Neugeborene normale Körpermaße.
5. Wenn Mütter mehrere Kinder geboren und nur während einer Schwangerschaft geraucht hatten, waren nur die Raucherkinder retardiert, die anderen hingegen normal.

Mit Recht geißelt der Krebsforscher Professor SCHMIDT die lasche Haltung der medizinischen Fakultäten gegenüber dem Rauchen. Diesbezüglich sei hier die Vorsorgemedizin praktisch noch eine unbekannte Vokabel!! Jeder Arzt sollte sich seiner Leitbildfunktion in Gesundheitsfragen bewußt sein und als Vorbild auf das Rauchen verzichten. Dem Rat eines rauchenden Arztes, man möge das Rauchen einstellen, fehlt jegliche Glaubwürdigkeit und Wirkung. Auch in Krankenhäusern müßte selbstverständlich das Rauchen verboten sein! Der Patient sollte hier ja gesund und nicht durch Weiterrauchen an der Ausheilung behindert werden! Schließlich hat der Steuerzahler mit seinen Beiträgen die Folgen der mangelhaften Einstellung vieler Ärzte und Krankenhäuser gegenüber den rauchenden Lungen-, Herz-, Gefäß-, Kreislauf- und anderen Kranken mitzufinanzieren!!

[1]) Medical Tribune Nr. 21 vom 22. 5. 1981

Lehrreicher Fall: 45jähriger Gewerbetreibender mit Raucherbein „konnte" trotz aller ärztlichen Verbote vom Rauchen nicht lassen. Sein Fuß wurde weiß und kalt, die Zehen starben ab, worauf eitrig faulende Geschwüre auftraten. Ein Fuß mußte amputiert werden. Schon am nächsten Tag, trotz strengsten Rauchverbots, wurde der Mann des Nachts beim Rauchen unter der Decke ertappt! Man warnte ihn vor dem Weiterrauchen, da er sonst das restliche Bein verlieren würde. Vergebens. — Nach einigen Monaten mußte das ganze Bein abgesägt werden. Damit nicht genug! Der süchtige Mann konnte sich noch immer nicht von seinem Nikotingift befreien! Immer wieder wurde er rückfällig, rauchte zwar weniger als früher, aber dennoch so viel, daß er noch zweimal in die Klinik mußte (zur Amputation des verfaulenden zweiten Fußes und dann des restlichen Beinstumpfes).

Der Verfasser hat diesen Mann in der Klinik erlebt und zwei Jahre später auf der Straße getroffen. Ein armseliges Bündel Mensch, das doppelamputiert in einem Rollstuhl gefahren wurde: Da erzählte er, daß er jetzt (!) das Rauchen aufgegeben hätte. Nach der letzten Operation habe plötzlich jeder Zigarettenzug schwere Herzanfälle ausgelöst. Bei diesem Manne war bereits e i n e   Z i g a r e t t e am Tage eine verhängnisvolle Dosis. Leider hat er dies nicht schon früher einsehen wollen. S e i n e   E r k e n n t n i s   k a m   b e i   i h m   l e i d e r   z u   s p ä t. —

Kurreaktionen

Wollt ihr jemand überzeugen, daß er schlecht lebt, müßt ihr recht leben; überzeugt ihn aber nicht mit Worten. Die Menschen glauben nur an das, was sie sehen.

THOREAU

Es gibt zweierlei Arten von Kurreaktionen: Erstens die Reaktionen des Kurkandidaten selbst; und zweitens die Reaktionen seiner lieben Mitmenschen. Wenn es auch nicht sicher ist, welche Reaktionen unangenehmer sein können, so ist es doch gewiß, daß keine von beiden tragisch genommen werden soll.

Zunächst die Kurreaktionen des Patienten selbst: Je verschlackter ein Körper ist, desto mehr Schlacken geraten durch die Kur in Bewegung. Sie gelangen in den Säftestrom und können dadurch eine R ü c k v e r g i f t u n g s - oder R e i n i g u n g s k r i s e verursachen: Kopfschmerzen, Schwindel, Übelkeit, Ekel vor Nahrungsaufnahme, üble Laune, Gereiztheit, Müdigkeit, Depressionen, Herzbeschwerden u. a. m. Diese Auswirkungen der aufgewirbelten Schlacken treten wenig verspürbar oder auch deutlich durch Stunden oder gelegentlich durch Tage auf. Ihrem erhöhten Giftgehalt entsprechend verändern sich auch die Kennzeichen der Säfte: Es kann vorübergehend Blässe, graugelbe Verfärbung, Umschattung der Augen, Blautönung der Lippen oder sonstwie angegriffenes Aussehen auftreten. Solche Erscheinungen brauchen aber keinerlei Sorge erregen! Im Gegenteil! Sie beweisen

eine erfolgreiche Mobilisierung und Ausscheidung der Stoffwechselschlacken aus den Geweben! Sie sind daher erfreuliche Erfolgszeichen, die sich meist in Kürze wieder völlig rückgebildet
haben. Auf jede Krise folgt besonderes Wohlbefinden.

Bei Krisen ist oft zu trinken; Wasser, Mineralwasser, Kräutertee usw., auch Entgiftungsmaßnahmen, wie Marsch, Bäder usw.,
wirken rasch befreiend. Verdrießlichkeit bei Krisen ist fehl am
Platz! Überhaupt ist es verkehrt, bei Störungen, die oft schon seit
vielen Jahren bestehen, eine „Heilung über Nacht" zu erwarten,
oder eine Heilung, die sich sozusagen sang- und klanglos vollzieht. Der Heilungsprozeß braucht seine natürlichen Reaktionen
und auch seine Zeit. Daher ist der Zustand des Patienten auch
meist erst zwei Monate nach Kurende am besten.

Zu den Krisenreaktionen gehört auch das vorübergehende
Aufflackern von chronischen Krankheitsherden mit akuten Beschwerden. Es können akute Ausheilungsprozesse entstehen, die
aber meist in Kürze mit endgültiger Beseitigung des Krankheits-
herd enden. Näheres darüber in der Ergänzungsbroschüre „Die
Darmreinigung nach Dr. F. X. Mayr"[1].

Der Kurkandidat ist auch den Reaktionen von seiten seiner
Mitmenschen ausgesetzt. Es ist verständlich, daß die meisten
Menschen sich persönlich angesprochen fühlen, wenn sie von
der Durchführung einer Regenerationskur hören. Regeneration,
Entschlackung, Blutreinigung kann jeder brauchen. Interesse
und Anteilnahme sind groß, und um so größer, je dringender
jemand selbst solche Kur benötigt. Die Vernünftigen werden
durch das gute Beispiel überzeugt und zur Nachahmung ange-
regt. In der Überzahl stehen jedoch die anderen, vor allem
Übergewichtige, Besitzer eines stattlichen Wohlstandsbauches
oder sonstiger angefütterter Leiden. Sobald sie etwas von „Einschränkung im Essen" oder „Verzicht auf das Nachtmahl" hören, reagieren sie sauer. Da sie selbst zu schwach sind, Einschränkungen einhalten zu können, fühlen sie sich durch das
vorgelebte Beispiel beschämt und persönlich angegriffen. Daher
gehen sie offen oder versteckt zum „Gegenangriff" über: Sie erklären, daß diese Kur sehr gefährlich sei, daß sie schwere Ge-

---

[1] Siehe Fußnote Seite 83

sundheitsschäden zur Folge habe; daß die (vorher beneidete) Gewichtsabnahme die Menschen alt und häßlich mache usw. Die Erfahrung lehrt daher, daß man zu solchen Menschen von der Kur möglichst nichts sagen und auf jeden Fall seinen Humor behalten sollte.

Kurausklang

Die Kur soll nicht plötzlich abgebrochen werden, sondern man läßt sie allmählich ausklingen. Einige „langfristige Investitionen" für eine gesündere Zukunft werden beibehalten: neue Eßkultur, Abstellung schädlicher Gewohnheiten und eine oder mehrere der Zusatzmaßnahmen. Anstelle dieser können auch andere sinngemäße Anwendungen kommen, wie Sauna, Dampfbäder, Schwimmbäder usw., deren hohen gesundheitlichen Wert schon der bekannte Satz ausdrückt:

Bäder bauen heißt Spitäler sparen!

Die Wirkung einer Blut- und Säftereinigungskur hält unterschiedlich lange an. Im Durchschnitt sollte sie jährlich einmal durchgeführt werden. Wiederholungskuren sind meist von kürzerer Dauer und fallen noch leichter. Am meisten Freude bringen sie, wenn sie geschlossen von einer ganzen Familie gemeinsam eingehalten werden. Es wird ausdrücklich betont, daß Kinder besonders gut und dankbar ansprechen. Viele Patienten finden aber auch, vom Ergebnis der MILDEN ABLEITUNGSKUR ermutigt, beim nächsten Mal den Weg zur Darmreinigungskur nach F. X. MAYR.

Charakteristische Fälle

Fall 1 und 2: Mädchen, 11, blaß, aufgeschwemmt, litt an epileptiformen Anfällen, anfallweisem Sternsehen, Erbrechen und Kopfschmerzen. Seit zwei Jahren stand es in klinisch neurologischer Behandlung und erhielt seither ständig Medikamente. Als diese Medikamente Veränderungen des Blutbildes und Ödeme verursacht hatten, erhielt das Kind zusätzlich weitere Medikamente, welche den Nebenwirkungen der ersten Medikamente entgegentreten sollten. Da auch diese Präparate nicht vertragen wurden, unterzog sich das Kind, gemeinsam mit seiner Mutter der MILDEN ABLEITUNGSKUR. Die Mutter litt unter Verdauungsbeschwerden, Völlegefühl, chronischen Kopf- und Kreuzschmerzen.

Nach sofortigem Verbot aller Medikamente erhielten beide Patienten gemeinsam:

eine Woche VORKUR,

ab 8. Tag zusätzlich kalte Reibesitzbäder, zweimal je 20 Minuten täglich, MILDE ABLEITUNGSDIÄT, Zucker-Rohkost-Verbot.

am 10. Tag nur die Tochter Cantharidenpflaster im Nacken als einmalige Anwendung alle 4 Wochen durch 1 Jahr,

ab 14. Tag zusätzlich Heilmassagen, besonders der Wirbelsäulen-, Kreuz- und Kopfbereiche,

ab 21. Tag kleiner und großer Marsch (Schulweg und Wochenendausflüge).

Von da an war die Mutter endgültig beschwerdefrei, während bei der Tochter noch zweimal Anfallsvorstadien auftraten. Nach zehn Kurwochen war das Kind wie ausgewechselt. Es war viel lebhafter, fröhlicher und geistig reger, kam in der Schule, in der es bereits zwei Jahre verloren hatte, wieder spielend mit, und blieb seit drei Jahren anfallsfrei, wobei als alljährlich eine MAYR-KUR und täglich ein Reibe-Sitzbad durchführt.

Fall 3: Dipl.-Ingenieur, 46, mit gelbgrünlicher Hautverfärbung, litt seit Kriegsende an Durchfällen, Nierenschmerzen und quälenden Unterdrucksymptomen (Blutdruck um 80 mm Hg), so daß er seinen beruflichen Pflichten nur mehr mit größter Mühe nachkommen konnte. Die zahlreichen bisherigen Behandlungen konnten weitere Verschlechterung nicht aufhalten. Nach sofortigem Absetzen seiner zahlreichen Medikamente erhielt er:

eine Woche VORKUR,

ab 8. Tag MILDE ABLEITUNGSDIÄT mit Kaffee-, Zucker-, Rohkost-Verbot,

ab 14. Tag zweimal wöchentliche Heilmassagen,

ab 21. Tag heißes Rumpf-Reibebad.

Nach achtwöchiger ABLEITUNGSKUR war Patient beschwerdefrei und völlig leistungsfähig. Der Stuhl war normalisiert, der Blutdruck auf 110/60 angestiegen. Nach der Kur wird täglich 1 kühles Rumpf-Reibebad genommen.

Fall 4: Hausfrau, 52, fahlgrau, aufgeschwemmt, Rheumatikerin, litt seit zehn Jahren an Gelenkbeschwerden, Spondylose der Wirbelsäule, Bandscheibenschaden und wiederholten Nervenwurzelentzündungen im Bereich des Ischiasnervs, so daß sie wochenlang unter heftigsten Schmerzen liegen mußte. Außer mehreren Spital- und Heilbadaufenthalten, Entfernung aller Zähne und der Tonsillen, andauerndem Tragen eines Stützmieders, hatte sie schon so viele medikamentöse Kuren hinter sich, daß sie sich davon wie „durch und durch vergiftet" bezeichnete. Bei jedem geringsten Anlaß brach sie in Tränen aus; jede Witterungsveränderung brachte Verschlechterung. Sie konnte nur langsam und hinkend gehen.

Behandlung: VORKUR — Heilmassagen, Verbot von Zucker und Rohkost — bescheidenste Schonkost mit Fleischverbot — tägliche Auslaugebäder, später kühle (!) Rumpf-Reibebäder. Das Mieder wurde abgelegt und Chirotherapie durch einen chiropraktischen Arzt durchgeführt. Patientin war nach zwölf Wochen außerordentlich gebessert und fühlte sich gesünder und jünger als vor zehn Jahren.. Außer Wetterfühligkeit keine Rückfälle eingetreten.

Fall 5: Konzerndirektor, 52, blaurot verfärbtes Gesicht, übergewichtig, mit erhöhtem Blutdruck (195/105), hatte vor zwei Jahren einen Herzinfarkt und litt seither an Herzbeschwerden, Atemnot, Nervosität, Gereiztheit sowie an Darmträgheit und Blähungen, welche einen Zwerchfellhochstand mit Herzsensationen verursachten.

Therapie in wöchentlichen Abständen: VORKUR — bescheidene milde Schonkost mit Verbot jeglichen tierischen Eiweißes, des Kaffees und Alkohols — kühle Rumpf-Reibebäder — Heilmassagen — kleiner und großer Marsch. Patient führt alles gewissenhaft durch, hat nach sechs Wochen alle Beschwerden sowie 11 kg an Gewicht verloren, weist normalisierten Blutdruck auf und fühlt sich wieder voll leistungsfähig.

Fall 6: Büroangestellte, 28, mit blaß-grauer Gesichtsfarbe, litt seit zehn Jahren an Darmträgheit, starken Kopfschmerzen, Müdigkeit, Depressionen, Menstruationsstörungen, Gastritis und zum zweitenmal an einem Zwölffingerdarmgeschwür. Therapie in wöchentlichen Abständen: VORKUR, als Tee zwischen Mahlzeiten und bei Nüchternschmerz Käsepappeltee (Malve), allenfalls Kursemmel nach Dr. MAYR — MILDE ABLEITUNGSDIÄT mit Verbot der gärungsfreudigen Kost, vor allem des Zuckers, Verbot von Nikotin, Alkohol und Koffein — Reibe-Sitzbad — Patientin war süßigkeiten-, nikotin- und koffeinsüchtig, Stubenhockerin und kältescheu! Da ihr erklärt wurde, daß die Behandlung sofort abgebrochen werde, wenn sie rauche, Kaffe trinke oder sonstige Fehler mache, und da sie selbst endlich aus ihrem Krankheitselend heraus wollte, hielt sie alle Gebote strikt ein. Nach sechswöchiger Kur war im Röntgenbild nur mehr eine geringe Restgastritis aufzudecken, das Geschwür war geheilt. Es stellten sich wieder regelmäßige Perioden ein, Kopfschmerzen und Depressionen verschwanden. Patientin gewann eine neue Einstellung zum gesamten Leben, zur Arbeit und Freizeitgestaltung.

Fall 7: Mechanikermeister, 49, mit blaß-gelblicher Gesichtsfarbe, hatte bereits eine Niere nach mehrfachen Nierensteinoperationen entfernt bekommen. Im Nierenbecken der restlichen Niere befand sich ebenfalls ein größerer Stein. Patient war wegen ständiger Nierenschmerzen und quälendem Kopfdruck lebensmüde, hatte seinen Beruf aufgegeben und lebte von einer Rente. Der Reststickstoff war erhöht, der Urin eiweißhaltig, auffallend mißfarbig, trüb und übelriechend. Um den Patienten von der Wirksamkeit der Methode zu überzeugen, wurde zunächst nichts anderes angeordnet als:

dreimal täglich 30 Minuten Reibe-Sitzbad nach KUHNE. Menge und Aussehen des Urins, der jeweils in ein Meßglas entleert werden mußte, war stets schriftlich festzuhalten. Bereits nach fünf Tagen zeigte sich wesentlich gesteigerte Harnausscheidung, die allmählich klarer und weniger riechend wurde. Am 10. Tag war deutliche Verminderung des Reststickstoffes, des Eiweißgehaltes in Harn und der Kopfbeschwerden eingetreten. Nun folgte in wöchentlichen Abständen: VORKUR — Heilmassagen — MILDE ABLEITUNGSDIÄT, Verbot von allem tierischen Eiweiß — Marschieren. Nach zwölf Wochen Kur wies Patient stets reichlichen, regelmäßigen, klaren Urin auf und hatte seine Beschwerden sowie 8 kg Gewicht verloren. Er wurde wieder berufstätig. Die Nachbehandlung bestand in zweimal täglichen Reibe-Sitzbädern und einer alljährlichen MAYR-KUR, weil diese auf die Grundursache der fortlaufenden Steinbildung, auf die entgleiste Stoffwechselsituation einwirkt.

Fall 8: Mageres Mädchen, 8, gelb-grünliche Gesichtsfarbe, bläuliche Lippen, elende Körperhaltung, litt seit dem zweiten Lebensmonat an spastischer Bronchitis. Immer wieder bekam es Erkältungskrankheiten, herdweise Lungenentzündungen, ohne ersichtlichen Grund Temperaturen bis 38,5 Grad. Nach mehreren Spitalaufenthalten stand es in ambulanter Dauerbehandlung durch die Universitäts-Kinderklinik, wo es seit sechs Monaten ununterbrochen *Achromycin,* ein sehr eingreifendes Breitbandantibiotikum, einnehmen mußte. Dabei verlor das Kind allen Appetit. Mächtige Gasauftreibung des Leibes, Stuhlverstopfung und ständige Bauchbeschwerden traten auf. Dagegen erhielt das Kind weitere Medikamente, jedoch mußte es das Antibiotikum weiter nehmen, um neuerlichem Auftreten der Lungenentzündung und anderen Komplikationen vorzubeugen. Da sich aber der Allgemeinzustand des Kindes ständig verschlechterte, unterzog sich die Mutter gemeinsam mit dem Kind der MILDEN ABLEITUNGSKUR:

VORKUR mit Absetzen sämtlicher Medikamente — Zucker-Rohkost-Verbot, tägliche heiße Brustwickel — Heilmassagen — vorsichtig gesteigerte Luft- und (Höhen)sonnenbäder — kalte Reibe-Sitzbäder — Gymnastik, homöopathische Zusatzbehandlung. Die Kontrolle nach einem Jahr zeigte ein unvergleichlich gesünderes Kind, das sich gut entwickelt und keinen Rückfall erlitten hatte. Alle aufgetretenen Erkältungs- und Infektionskrankheiten wurden durch die verordneten blut- und säftereinigenden Maßnahmen bei akuten Krankheiten stets in wenigen Tagen völlig behoben (siehe nächstes Kapitel!).

FORM II DER BLUT- UND SÄFTEBEHANDLUNG

BLUT- UND SÄFTEREINIGENDE BEHANDLUNG AKUTER ERKRANKUNGEN

Erkältungsfolgen, Grippalinfekte und sonstige Infektionskrankheiten bei Kindern und Erwachsenen werden heute fast nur mehr medikamentös bekämpft; insbesondere mit Sulfonamiden und Antibiotika (*Penizillin, Streptomyzin* usw.). Die tief eingreifende, ja mitunter lebensrettende Wirkung dieser Präparate steht außer Zweifel; ebenso aber auch, daß die Allgemeinheit nur wenig von den möglichen Schattenseiten dieser Mittel weiß. Die wissenschaftlich medizinische Literatur über Nebenwirkungen, Nachwirkungen und Nachschäden durch diese Präparate wächst aber unaufhörlich an. Oft heißt es auch, daß man bei leichtfertiger Anwendung dieser Präparate

— mit „Kanonen auf Spatzen" schieße (wobei nicht nur die Spatzen getroffen werden); daß man

— „Sündflutmethodik" betreibe, d. h. mit den schädlichen auch die nützlichen Bakterien vernichte (wodurch Nasen-, Rachen-, Darmfloraschäden mit verschiedensten hartnäckigen Störungen nachfolgen können); daß man

— die körpereigenen Verteidigungskräfte zum Verkümmern bringe, da ihnen jede Bakterienbekämpfung medikamentös abgenommen werde; und schließlich

— daß bereits ein wesentlicher Teil der ärztlichen Tätigkeit in der Bekämpfung von Störungen bestünde, die durch Medikamente verursacht worden seien.

Bedenkt man dazu, wie verbreitet solche „Kanonenmittel" auch bei geringfügigen, ja sogar lächerlichen Anlässen angewendet werden, und wie viele Patienten selbst bei banalen Erkältungen begehrlich nach diesen Mitteln verlangen, ja daß sogar schon Kinder nach „ihrem Penizillin" fordern, dann zeigt sich neben dem ärztlichen noch ein moralischer Gesichtspunkt auf: handelt es sich doch bereits um eine in den breiten Massen eingerissene Verweichlichung, eine gesundheitsfeindliche Degeneration, zu deren Entwicklung gerade die allzu einseitige medikamentöse Therapie das Ihre beigetragen hat.

Die Säftebehandlung bei akuten Prozessen entspricht dem obersten ärztlichen Gebot:

primum nil nocere! —
Vor allem nicht schaden !

Deshalb unterstützt sie auch sinnvoll die Säftebehandlung bei chronischen Erkrankungen: Was nützte eine MAYR-KUR, ABLEITUNGSKUR, KNEIPP-KUR oder sonstige Entgiftungskur, was nützten alle Bemühungen um weitere Gesundung in der Ernährung und Lebensweise, alle Bestrebungen „giftfrei" zu leben, wenn der nächstbeste doch noch fallweise auftretende Grippalinfekt mit hochdosierten Antibiotikas bekämpft würde, und wenn daraus eine Schädigung der Darmflora als Gift produzierender Herd entstünde?

Der Sinn der Säftebehandlung bei akuten Erkältungs- und Infektionskrankheiten ist folgender: Bei jedem akuten Prozeß gelangen Bakterien oder sonstige schädliche Stoffe, Toxine, massenweise in den Säftestrom und werden von ihm überallhin getragen. Je rascher und intensiver eine Säfteentgiftung durchgeführt wird, desto rascher wird der Giftspiegel der Säfte gesenkt; desto rascher werden die Vergiftungssymptome (Kopfschmerz, Brechreiz, Frösteln usw.) beseitigt, desto rascher die Abwehrkräfte mobilisiert und der Heilungsprozeß in Gang gesetzt. Die Krankheit erhält wenig Möglichkeit sich „auszubrüten" und die volle Wucht ihrer Zerstörungskräfte zu entwickeln. Es kommt somit bei dieser Therapie auf zweierlei an:
1. möglichst frühzeitig mit der Behandlung einzusetzen und
2. möglichst oft die Entgiftungsmaßnahmen zu wiederholen.

Dabei zeigt sich der erste Vorteil der Säftebehandlung: Während der Arzt zur gezielten Verordnung von Medikamenten oft so lange zuwarten muß, bis es ihm möglich wird, eine genaue Diagnose zu stellen, kann er bei der Säftebehandlung fast

immer sofort mit der ungezielten (unspezifischen) Entgiftungs-
behandlung einsetzen. Daher konnte Professor BRAUCHLE anhand eines Erfahrungsgutes von über 40 000 ausschließlich mit
naturgemäßen säftereinigenden Maßnahmen behandelten Patienten erklären:

„Bei den akuten Erkältungs- und Infektionskrankheiten sind
die naturgemäßen Behandlungsmethoden von der Diagnose völlig unabhängig. Die Behandlung richtet sich nur nach den Ge-
sichtspunkten der Entgiftung und Abwehrsteigerung, da die spezifische Krankheitsbekämpfung von der Natur selbst durchgeführt wird"[1]).

Durch Einsetzen mit Entgiftungsmaßnahmen schon beim allerersten Krankheitszeichen wird die Krankheit oft schon zu einem Zeitpunkt ausgeleitet, an dem sie für die spezifisch medikamentöse Therapie noch klärungsbedürftig ist.

Daraus folgt der z w e i t e V o r t e i l einer richtigen Säftebehandlung: Frühzeitig und intensiv eingesetzt führt sie häufig zur
rascheren und gründlicheren Ausheilung als die übliche rein medikamentöse Therapie.

Als d r i t t e r V o r t e i l erweist sich das Ausbleiben verschiedener, nicht selten sonst auftretender Komplikationen. BRAUCH-
LE sagte dazu: „Bei naturheilkundiger Behandlung treten die gefährlichen Verlaufsformen und Komplikationen vieler Infektionskrankheiten überhaupt nicht auf"[1]).

Als v i e r t e r V o r t e i l zeigt sich die Aktivierung der körpereigenen Entgiftungs-, Abwehr- und Selbstheilkräfte; und

als f ü n f t e r V o r t e i l die Möglichkeit, kombiniert zur Säftebehandlung Arzneien anzuwenden, wobei sich die Wirkungen
beider Behandlungsarten gegenseitig unterstützen. Dabei genügen allerdings fast immer bewährte biologische Arzneien, wie
Heilkräuter (z. B. Schwitztee, Katarrhtee), biologische Entgif-
tungsmittel (Heilerde[2]), Kaffeekohle[3]), physiologische Abwehr-
bakterien (Symbioflor[4]), pflanzliche Heilmittel zur Steigerung

---

[1]) BRAUCHLE, A.: Naturheilkunde des praktischen Arztes, Bd. II. Hippokrates, Stutt-
    gart 1953.
[2]) Luvos Heilerde Ultra
[3]) Madaus, Köln
[4]) Mikrolabor Herborn

der körperlichen Abwehr (Resplant[1]), Echinacin[2]), homöopathische Einzel- und Komplexmittel (Isonettin[3]), Gripp-Heel[4]) usw. Müssen aber in Notsituationen dennoch einmal antibiotische Medikamente angewendet werden, dann kann eine gleichzeitige Säftebehandlung die möglichen Nebenwirkungen mindern oder verhindern.

Der Nachteil der Säftebehandlung zeigt sich in einer verminderten Bequemlichkeit der Therapie. Der Kranke hat — anstatt sich nur seiner Krankheit hinzugeben und Medikamente einzunehmen — selbst an seiner Gesundung mitzuarbeiten. Diese Mitarbeit tut aber schon bald wohl, macht Freude und beschleunigt spürbar die Heilung[5]).

Wie gründlich die natürlichen Methoden der BLUT-SÄFTE-REINIGUNG akute Prezessse austreiben können, das haben schon HIPPOKRATES und seine Jünger bis zu den verschiedenen heutigen, in ähnlichem Sinne tätigen Ärzte bewiesen. Auch die bekannten Naturheiler vom Schlage eines PRIESSNITZ, KNEIPP, SCHROTH, FELKE, KUHNE u. a. erzielten ihre Heilerfolge mit Behandlungsmethoden, die, wenn auch im einzelnen voneinander verschieden, so doch im wesentlichen von gleicher Wirkungsrichtung sind: Sie entgiften, reinigen die Säfte und steigern die Abwehrkräfte. Daß dadurch allein schon schwerste und mitunter scheinbar nicht mehr zu rettende akute Erkrankungsfälle oft noch auszuheilen sind, wie Gehirnhautentzündung, Kopfgrippe, Kinderlähmung, Netzhaut- und Rippenfellentzündung, Typhus, Ruhr, Scharlach, Diphtherie, Blutvergiftung u. a., das konnte in letzter Zeit auch ROSENDORFF anhand der Ergebnisse seiner 60jährigen Arztpraxis unter Beweis stellen[6]).

Selbstverständlich ist, daß säftereinigende Maßnahmen auch bei akuten Prozessen nicht in Eigenregie, sondern immer nur

---

[1]) Schwabe, Karlsruhe
[2]) Madaus, Köln
[3]) JSO-Werk, Regensburg
[4]) Heel, Baden-Baden
[5]) RAUCH, E.: Natur-Heilbehandlung der Erkältungs- und Infektionskrankheiten. Karl F. Haug Verlag, Heidelberg.
[6]) ROSENDORFF, A.: Neue Erkenntnisse der Natur-Heilbehandlung. Turm-Verlag, Bietigheim/Württ. 1961.

unter ärztlicher Leitung durchgeführt werden dürfen. Der Arzt trägt die Verantwortung, bestimmt die Diagnose sowie Art, Zahl und Intensität der Anwendungen. Vereinzelte Anwendungen sind zwecklos! Nur ein System einander ablösender und aufeinander abgestimmter Methoden erzielt die rasch durchschlagenden Ergebnisse. Mißerfolg droht immer, wenn verzettelt oder inkonsequent vorgegangen wird.

Von den nachfolgend besprochenen 10 Maßnahmen bei akuten (fieberhaften) Erkrankungen sollen jeweils nur solche gewählt werden, die zur Bekämpfung der vorliegenden Erkrankungsart besonders geeignet erscheinen. So gut wie immer ist allerdings Fasten oder Teilfasten (Maßnahme 1) sowie Ableitung über den Darm, Einlaufserie und salinische Darmberieselung (Maßnahmen 2 und 3) erforderlich.

Übersichtstabelle

1. **Heilfasten:** Teefasten, eventuell nur Teilfasten (herabgesetzte Nahrungszufuhr).

   Z w e c k : Reinigung des Verdauungssystems und der Körpersäfte von Mikroben, Krankheitsgiften, Ballaststoffen; Aktivierung der Abwehr- und Selbstheilkräfte; gesteigerte Giftausleitung.

   1. Haupttherapie der Säftereinigung bei akuten Erkrankungen

2. **Einlaufserie:** 4 (— 6) kleinere oder größere Einläufe am Tag durch 1—4 Tage nach vorgeschriebener Menge und Temperatur.

   Z w e c k : Rasche Ausleitung der Krankheitsgifte über den Darm nach außen. Säfteentgiftung, Fiebersenkung, Verbesserung von Kreislauf, Allgemeinzustand und subjektiven Erscheinungen. Verkürzung der Erkrankungsdauer, Vorbeugung von Komplikationen.

   2. Haupttherapie der Säftereinigung bei akuten Erkrankungen.

3. **Darmberieselung mit salinischen Wässern:** Einnahme von Bitter- oder Karlsbadersalz morgens nüchtern in vorgeschriebener milder Dosierung.

Zweck: Reinigende und entgiftende Wirkung auf die gesamten Verdauungswege und Verdauungsdrüsen, einschließlich Leber und Galle, Krankheitsableitung, Säftereinigung über den Darm. Wichtig als Ergänzung von 2.

4. **Ansteigendes Bürsten-Halbbad:** Halbbad in gleicher Temperatur, wie sie der Kranke aufweist. Langsame Steigerung der Wassertemperatur um 3—4 Grad C. Unterwasserbürsten, abschließendes Kaltabreiben und Nachdunsten. Zweck: Wärmezufuhr zur Zeit eines Wärmedefizits. Intensive Durchblutung der Haut (als „Grab der Mikroben"), Ableitung der Giftstoffe über die Haut, Aktivierung der körpereigenen Abwehrsysteme. Besonders bei beginnenden fieberhaften Erkrankungen.

5. **Trockenbürsten und Wechseldusche:** Trockenbürsten des ganzen Körpers, anschließend heißes (warmes) Duschen und kurzes abschließendes kaltes (kühles) Duschen. Zweck: Befreiung der Haut von den an ihr haftenden Krankheitsstoffen, Aktivierung der Hautfunktionen, Säfteentgiftung über die Haut, Zirkulationsanregung („Kapillartraining").

6. **Rumpfreibebad nach Kuhne:** Reibebehandlung des Unterleibes unter Wasser. Wassertemperatur individuell zwischen 14 und 28 Grad C. Temperaturen von 14 bis 18 Grad bei Fieber günstiger. Zweck: Steigerung der Verdauungs- und Entgiftungsfunktionen (Leber, Darm, Haut, Nieren), Entstauung des Bauches, Kreislaufbelebung, Entfieberung, Abschwächung der Krankheitssymptome. Zählt zu den wirkungsvollsten Maßnahmen der Säftereinigung! Am besten als Serie!

7. **Reibesitzbad für Frauen nach Kuhne:** Ableitungsverfahren für Frauen. Es wirkt über die Blutgeflechte und vegetativen Nerven des weiblichen Genitales. Zweck: Steigerung der Entgiftungsfunktionen von Nieren, Darm und Schleimhäuten der Geschlechtsteile. Ähnliche Auswirkungen wie Rumpfreibebad. Am besten als Serie!

8. **Serienwaschung nach Kneipp:** Wiederholte Kaltabwaschung

des bettlägerigen Kranken in Abständen von 30 bis 60 Minuten. Nach Schwitzbeginn Weiterbehandlung je nach Intensität des Schwitzens. Heiße Teezufuhr.

Zweck: Entgiftung und Ableitung über die Haut, Säftereinigung, Kreislaufbelebung, Kapillartraining.

9. **Entgiftungsmassage von Laien ausgeführt:** Intensive Reibemassage, besonders der Rückenpartien.

Zweck: Durchblutungsverbesserung des Rückenmarks und Nervensystems. Kreislaufanregung und Entgiftung über die Haut. Aktivierung der nervlichen Abwehrfunktionen.

10. **Kalte Wickel:** Leib-, Brust-, Hals-, Gelenk-, Waden- und andere Wickel. Lehm-, Heilerde-, Topfenwickel. Richtige Kälteanwendung ist aktive Wärmetherapie.

Zweck: Wickel erzeugen verbesserte Blut- und Säftezirkulation an besonders hilfsbedürftigen Körperpartien; sie fördern die Hautfunktionen, Entgiftung und Krankheitsableitung über die Haut. Oftmalige Erneuerung und Wiederholung der Wickel vervielfacht ihre Wirkung.

1. DAS HEILFASTEN

Das erste und wichtigste Gebot bei fieberhaften Prozessen und den meisten akuten Krankheiten heißt: Fasten. So wie das kranke Wild im Wundbett liegt und instinktiv jede Nahrungsaufnahme meidet, soll auch der Fiebernde bis zur Abfieberung nichts oder fast nichts essen. Schon HIPPOKRATES lehrte: „Füttert man einen Kranken, so füttert man nur seine Krankheit!" Ganz verkehrt ist Eiweiß-Kost, vor allem Fleisch. Der Fiebernde soll also völlig fasten oder zumindest teilfasten, d. h. äußerst wenig essen, soll dafür aber oft und reichlich trinken, der Fröstelnde heiße, der Fieberheiße kühle, aber nicht eiskalte Flüssigkeit. Am besten sind Kräutertees, z. B. Lindenblüte, Hagebutte, Kamille usw. mit Zitronen- oder Orangensaft und pro Tasse 1 (— 2) Teelöffel Honig. Diese Form des Heilfastens wird als Teefasten bezeichnet.

Während der fieberhaften Erkrankung sind alle Schleimhäute, vor allem jene des Verdauungstraktes, auf Ausleitung der Krankheitsstoffe eingestellt. Jedes Essen, das jetzt vom Magen-Darm-Trakt aufgeschlossen werden soll, hemmt, ja verhindert die Entgiftungsvorgänge und verlängert die Dauer der Erkrankung. Daher ist es widersinnig, den Fieberkranken oder Rekonvaleszenten zum Essen zu zwingen! Auch nach Abfieberung soll der Kranke weiterfasten oder wenigstens teilfasten, bis sich von selbst (!) echter Appetit mit instinktivem Verlangen nach bestimmten natürlichen Lebensmitteln einstellt. An diesem Zeitpunkt kann das Fasten allmählich beendet werden, indem man dem Patienten eine von ihm gewünschte, aber stets nur besonders leicht verdauliche Kost, wie Schleimsuppen, altbackenes Gebäck, geriebener Apfel, etwas Kompott, zartes gedünstetes Gemüse usf., nach und nach und in bescheidenen Mengen verabreicht. Zu diesem Zeitpunkt hat das Fasten schon seinen Zweck erfüllt; es hat die Entgiftungsvorgänge und das Heilvermögen des Organismus aktiviert. Im Gegensatz zur Auffassung ängstlicher Gemüter führt das Fasten nicht zur Schwächung des Kranken; es bringt hingegen Krankheitsverkürzung und steigert die Wirksamkeit der zusätzlichen Maßnahmen.

Zusammenfassung: Ab Erkrankungsbeginn (fast) nichts mehr essen, oft Kräutertee trinken!

2. DIE EINLAUFSERIE

Es handelt sich um eine ungemein wirksame Maßnahme zur Bekämpfung akuter Infektonskrankheiten. Sie sollte fast in jedem Fall angewendet werden! Schon bei den allerersten Frühsymptomen der Erkrankung wird mit den Einläufen begonnen. Diese Behandlung wirkt rasch entgiftend und Krankheit ausleitend. In Frühstadien konsequent und richtig durchgeführt, kann sie sich allen medikamentösen und spezifischen Therapien überlegen zeigen. Dabei verkürzt sie die Erkrankungsdauer und schränkt die Entwicklung gefährlicher Verlaufsformen und Komplikationen ein. Selbstverständliche Voraussetzung ist, daß man sich selbst oder seinen Pfleglingen einen Einlauf richtig verabreichen kann, d.h. ohne daß die letzteren zunächst mit eingezogenem Hinterteil fluchtartig das Weite suchen! Mit etwas Geschicklichkeit verläuft die Prozedur selbst bei Kleinstkindern rasch, ohne Überschwemmung und Geheul. Mit ein wenig Einfühlungsvermögen kann man auch schwierigen Kindern die Einläufe machen, nachdem sich die erste Furcht bei ihnen gelegt hat.

Technik. Nach Füllung der Einlaufkanne mit Wasser ist alle Luft aus dem Schlauch abzulassen. Der einzuführende Stift, aber auch der After des Behandelten sind gut einzufetten. Der Patient führt sich am besten den Einlauf selbst in Hockstellung durch. Kinder läßt man einfach über einen Sessel vorbeugen, ein wenig wie zur Stuhlentleerung pressen, während, von ihnen kaum empfunden, der Stift eingeführt wird; schließlich wird der Hahn zum Einfließen aufgedreht, das Gefäß entsprechend höhergehalten (die Höhe bestimmt den Wasserdruck!) oder aufgehängt, während der Patient ruhig und tief atmen soll. Die Prozedur läßt sich ohne Schwierigkeit, allein, ohne Hilfsperson durchführen. Anfänger verrichten sie am besten in der Badewanne. Gleich darauf erfolgt Entleerung des Darmes[1].

Die Wassermenge beträgt bei Kindern je nach Alter $1/4$ bis $1/2$ Liter, bei Erwachsenen $1/2$ bis $3/4$ bis 1 Liter. Bei Kältegefühl, Frösteln, Schüttelfrost muß immer heißes Wasser, bei Wärme- oder Hitzegefühl des Kranken jedoch kühleres Wasser von etwa 37 Grad Celsius verwendet werden.

Durch ein, zwei, drei Tage (in seltenen Fällen auch länger) werden jeden Tag vier (bis fünf, bis sechs) Einläufe in ungefähr gleichen Abständen verabreicht. Man lasse sich nicht beirren, wenn schon vor dem Einlauf Stuhl entleert wurde oder wenn die Wiederholung des Einlaufes fast nur mehr klares Wasser zutage bringt. Wegen seiner blut- und säftereinigenden Funktionen werden bei fieberhaften Erkrankungen ununterbrochen (!) Giftstoffe, Eiweiß-Zerfallsprodukte, Bakterien- und deren Leichenteile in den Darmkanal abgestoßen. Schon ein bis zwei

---

[1] Noch einfacher ist die Technik mit der Klysopomp-Einlauf-Spritze, mit der man im Stehen etwa 10—20 Ballonentleerungen kontinuierlich einpumpt, bis zum Entleerungsdrang, dem man dann Folge leistet. Siehe RAUCH, E.: Natur-Heilbehandlung der Erkältungs- und Infektionskrankheiten. Karl F. Haug Verlag, Heidelberg.

Stunden nach einer Darmentleerung befinden sich wieder reichlich Giftstoffe im Darmrohr. Werden diese aber nicht alsbald entleert, so wirken sie auf verschiedene Darmfunktionen übermäßig erregend oder lähmend. Die Gifte können auch wieder in das Blut aufgesogen werden (Rückresorption), wodurch eine Rückvergiftung und Verschlimmerung der Krankheit entsteht. Je öfter und gründlicher daher gerade in den ersten Tagen Darmentleerungen zustande kommen, desto rascher werden die Gifte ausgeleitet und desto schneller findet die Krankheit ihr Ende. Werden aber am 1. Krankheitstag weniger als 4 Einläufe durchgeführt, dann erfolgt die Giftausleitung zu selten! Die Therapie wird verzettelt, so daß nicht mit der sonst so häufigen Schnellheilung zu rechnen ist!

Mikroben und körperschädliche Stoffwechselprodukte werden mit dem ausfließenden Einlaufwasser ausgeschwemmt. Auch wenn dieses Wasser völlig klar erscheint, ist sein Giftgehalt dennoch vielfach sehr hoch. Der penetrante Geruch der Entleerung beweist es und die Entlastung, die der Patient nach jedem Einlauf verspürt. Das Fieber fällt nach dem Einlauf meist ab, der Kreislauf bessert sich, Kopf- und Magenschmerzen, Übelkeit, Brechreiz lassen nach, der Kranke fühlt sich wohler. Diese Verbesserung hält aber zunächst nur etwa zwei bis vier Stunden an, worauf sich die ursprünglichen Symptome wieder melden und das Fieber steigt. Es ist daher höchste Zeit, den nächsten Einlauf vorzunehmen, doch ist es besser, dies schon früher zu tun. Auf diese Weise behandelt, entfiebert der Patient oft schon nach Stunden, meist spätestens nach ein bis zwei (bis drei) Tagen endgültig, besonders wenn noch andere geeignete Giftableitungen zur Unterstützung herangezogen werden. Auch nach Abfieberung sollten als Nachbehandlung weiterhin, bis zur endgültigen Genesung des Patienten, noch ein bis zwei Einläufe täglich vorgenommen werden, mit angenehm warmem Wasser, eventuell bei besonders Darmempfindlichen mit Kamillentee vermischt, um einer Entschleimung vorzubeugen.

Manchmal entzündet sich der After während der Einlaufserie. Dies ist jedoch keine Folge der Manipulationen an sich, sondern Auswirkung eines abnorm hohen Giftgehaltes des abgehenden Stuhlwassers, welches die Afterschleimhaut reizt. In diesem Falle darf die Behandlung erst recht nicht abgebrochen werden. Die Einläufe sind zumindest so lange fortzusetzen, bis (in Bälde) alle Entzündungserscheinungen verschwunden sind.

Einläufe dürfen bei akuten Erscheinungen im Bauchraum, wie besonders bei Blinddarmentzündung, Darmgeschwüren, Bauchfellreizung, nur nach ausdrücklicher Erlaubnis und nach individueller Vorschrift des Arztes durchgeführt werden.

Zusammenfassung: Ab ersten Krankheitszeichen täglich 4 (— 5, — 6)Einläufe von ¹/₂ bis 1 Liter. Bei Frösteln mit heißem, bei Hitze mit warmem Wasser.

3. BERIESELUNG DES MAGEN-DARM-TRAKTES DURCH SALINISCHE WÄSSER

Während die Einlaufserie die unteren Darmabschnitte reinigen hilft, wirken die salinischen Wässer darüber hinaus entgiftend und säubernd auch auf Magen, Leber, Galle und die oberen Darmteile. Man nimmt, auch bei Durchfall, auf ein viertel Liter lauwarmes Wasser einen gestrichenen Teelöffel (nicht mehr!) Bitter-oder Karlsbadersalz,.oder einen gehäuften Kaffeelöffel F. X. Passagesalz, das nüchtern, mindestens eine halbe Stunde vor einem etwaigen Frühstück getrunken wird. Zur Geschmacksveränderung kann Zitronensaft beigemischt werden. Während der Erkrankung wird dieses Getränk alltäglich eingenommen (siehe S. 67).

4. DAS ANSTEIGENDE BÜRSTEN-HALBBAD

Dieses gehört zu den allererstern Maßnahmen bei Beginn der Erkältungs-, Grippal- und Infektionskrankheiten. Besonders für fröstelnde Kranke ist es eine heilsame Wohltat.

Man läßt in die Badewanne warmes Wasser ein, das der Fiebertemperatur, unter der Achsel gemessen, entspricht, und zwar soviel daß es beim Sitzen bis Nabelhöhe reicht. Die Wassertemperatur wird mit dem Fieberthermometer eingestellt. Mit einer kräftigen Bürste werden nun vom Badenden selbst oder von einer Hilfsperson alle unter Wasser befindlichen Körperteile intensiv gebürstet. Bei schlechter Verfassung der Venen mit großen Krampfadern sollen die Beine nur in Richtung zum Herzen hin zart gebürstet werden, im übrigen wird die Haut nach beiden Richtungen hin „ausgebürstet", d. h. durchgearbeitet, bis intensive Rötung erzielt wird. Nach zwei bis drei Minuten läßt man etwa zehn Minuten lang heißes Wasser langsam (!) zufließen, während zeitweilig etwas Wasser abgelassen wird, so daß der Wasserspiegel etwa auf gleicher Höhe bleibt. So wird die Temperatur allmählich so weit gesteigert, als man es gut verträgt (meist um drei bis vier Grad). Während dieser Zeit werden die Körperteile unterhalb des Nabels ununterbrochen gebürstet. Sodann wird langsam aufgestanden und der übrige Körper feuchtwarm durchgebürstet. Abschließend reibt man im Stehen einen Körperteil nach dem anderen mit einem Waschlappen kurz kalt ab; empfindsame und geschwächte Kranke tauchen den Waschlappen nur in kühles Wasser. Sodann wird die ärgste Nässe von der Haut mit flacher Hand abgestreift, der Patient legt sich leicht feucht in das Bett und deckt sich warm zu, wodurch angenehmes Nachdunsten oder leichtes Schwitzen erzeugt wird. Letzteres kann durch Trinken von ein bis zwei Tassen heißem Lindenblüten- oder Fliedertee noch unterstützt werden. Nach dem Schwitzen ist kurze Kaltabreibung des Körpers geboten (bei Empfindlichen immer nur kühl), womit der klebrige, gifthaltige Schweiß entfernt, die Poren geschlossen und die Hautatmung wieder hergestellt werden.

Wird während des ansteigenden Bades die zunehmende Wärme schlecht vertragen, und Atembeschwerden, Herzklopfen, Übelkeit treten auf, dann wurde die Temperatur zu schnell erhöht oder die Temperaturzuträglichkeitsgrenze des Kranken überschritten. In diesem Falle läßt man energisch kaltes Wasser zulaufen, bis die Temperatur des Badewassers um drei bis fünf Grad unter die Ausgangstemperatur gesunken ist. Der Patient taucht für einige Minuten bis zum Hals in das gekühlte Wasser ein. Damit verschwinden die unangenehmen Erscheinungen und der Kranke fühlt sich wieder wohl.

Der Zweck des Bades ist erfüllt, wenn das Wärmedefizit des Körpers behoben ist, und wenn die gesamte Körperhaut, als „Grab der Mikroben", intensiv gerötet (durchblutet) und somit hochtourig in den Abwehr- und Entgiftungsprozeß eingeschaltet ist. Auch die übrigen Abwehrsysteme des Organismus werden dadurch aktiviert. Anstelle des Fröstelns tritt wohlige Durchwärmung ein. Die Anfangssymptome der Erkrankung, wie Kopf- und Augendruck, hämmernde Schläfen, Übelkeit, Brechreiz, sind jetzt verschwunden oder fühlbar abgeschwächt, die Kreislaufsituation, erkennbar am kräftigeren und gleichmäßigen Puls, deutlich verbessert. Meist tritt beim Nachdunsten noch weitere Erleichterung ein.

Zusammenfassung: W a r m e s   S i t z b a d , besonders für fröstelnde Kranke mit ständigem Unterwasserbürsten. Durch 10 Minuten langsamer Heißwasserzufluß. Abschließendes Kaltabreiben.

5. DIE WECHSELDUSCHE
ODER WECHSELABREIBUNG

Morgens und abends Trockenbürsten und Wechselduschen, oder wenn keine Duschmöglichkeit besteht, heiß-kalte Wechselabreibung. Beschreibung siehe S. 69!

Durch diese Anwendungen wird die Haut von ihren Ausscheidungen, Ausdünstungen und Krankheitsstoffen, die teils in ihr, teils an ihrer Oberfläche haften und die Hautfunktion beeinträchtigen, befreit und in ihrer Funktion aktiviert.

Zweck: Krankheitsableitung und Zirkulationsanregung.

6. DAS RUMPFREIBEBAD NACH LOUIS KUHNE

Abkühlung durch Rumpfreibebäder und Wiedererwärmung
ist so oft zu wiederholen, als noch Fieber auftritt.
LOUIS KUHNE

Das Rumpfreibebad gehört zu den wichtigsten Behandlungsmitteln bei akuten Prozessen. Es sollte fast bei jedem Fieberkranken angewendet werden, nicht aber beim Fröstelnden.

Letzterer gehört in das ansteigende Bürsten-Halbbad! Das Bad kann nach den Einläufen genommen werden, also als Serie, mindestens aber zweimal täglich. Man kann es auch im Anschluß an eine Schwitzprozedur oder unabhängig von anderen Maßnahmen benützen. Die wirksamste Badetemperatur ist 14— 18 Grad, bei kälteempfindlichen Kranken bis 28 Grad C. Das Bad wird bis zur allgemeinen Abkühlung genommen: Der fieberheiße Kopf, hämmernde Schläfen und der „glasige" Blick des Fiebernden sollen verschwunden sein (meist nach 10—15—20 Minuten). Nach dem Bad ist sofort für gute Wiedererwärmung zu sorgen durch Bettruhe, heißen Kräutertee und Wärmeflasche.

Das Rumpfreibebad, lange und oft genug durchgeführt, setzt Fieber herab, nimmt Kopfschmerzen, Benommenheit, Fieberdelirien weg, befreit Nase und übrige Atemwege, auch bei Schnupfen und Luftröhrenkatarrh, fördert den Auswurf, regt die Verdauungs- und Kreislauffunktion an.

Ängstliche Naturen scheuen sich, aus Furcht vor Verkühlung das Rumpfreibebad anzuwenden. Dies ist gerade verkehrt, da dieses Bad bei richtigem Vorgehen *das* Vorbeugungs- und Bekämpfungsmittel von Erkältungskrankheiten darstellt! Bei Schnupfen, Grippe, Husten, Mandelentzündung, Mittelohrentzündung, Impffieber, Masern, Scharlach, Lungenentzündung usw., gerade auch in Fällen mit bedrohlichen Erscheinungen, hohem Fieber usw., kann dieses Bad als Serie sehr erfolgreich angewendet werden (siehe Diphtheriefall auf S. 16!). Durchführung siehe S. 91!

7. DAS REIBESITZBAD FÜR FRAUEN NACH LOUIS KUHNE

Dieses zeigt eine ähnliche fiebersenkende, giftausleitende und kreislaufbelebende Wirkung wie das Rumpfreibebad; es kann daher an dessen Stelle oder zu dessen Ergänzung genommen werden. Bei Fieber ist es möglichst kühl, bei 12—14 Grad C, und möglichst oft, am besten als Serie drei- bis viermal täglich, zu nehmen. Die Badedauer beträgt 20—30, in ernsten Fällen sogar bis 60 Minuten. Dabei können die Füße auf eine heiße

Wärmeflasche oder in einen Kübel mit heißem Wasser gestellt werden, so daß die lange Badedauer gut vertragen wird. Nach 30 Minuten ist das Badewasser zu erneuern. Bei richtiger Durchführung ist die Wirkung gerade auch bei schweren Fällen überzeugend (Beschreibung S. 97).

8. DIE SERIENWASCHUNG NACH SEBASTIAN KNEIPP

Hierbei wäscht sich der vorher gut durchwärmte, bettlägerige Patient mit einem in Leitungswasser getauchten und etwas ausgedrückten Tuch in raschen Zügen schnell ab (oder wird abgewaschen). Das Tuch soll wiederholt eingetaucht und ausgedrückt werden. Festes Reiben stört die erwünschte Reaktion. Die beste Reihenfolge der Abwaschung ist: Hand — Arm — Achselhöhle beiderseits; Hals — Brust — Bauch — Seiten — Rücken; Fuß — Bein — Gesäß beiderseits. Während der Waschung ist tief mit offenem Mund zu atmen. Sofort anschließend legt sich der Kranke ohne jedes Abtrocknen feucht in das warme Bett (mit Wärmeflasche) zurück und deckt sich zum Nachdunsten gut zu.

Die Waschung soll nicht länger als zwei Minuten dauern. Alle halben, spätestens alle ganzen Stunden, wird derselbe Vorgang wiederholt, bis Schwitzen eintritt. Die Waschungen können auch dann noch fortgesetzt werden, wobei man das entgiftende Schwitzen dosiert verlaufen lassen kann; die Entgiftung wird durch Anzahl und Intervalle gesteuert. Schläft der Kranke ein, dann wartet man mit der Fortsetzung der Waschung bis zum Erwachen.

Vorteilhaft ist es, dem Patienten zwischen den Waschungen wiederholt heißen Kräutertee (Lindenblüte, Flieder) zu verabreichen. Durch Trinken und Schwitzen wird ein Flüssigkeitsstrom vom Magen zur Haut hin, also von innen nach außen, in Bewegung gesetzt, der die Infektionsgifte zum Orte ihrer Ausscheidung abtransportiert.

Die Serienwaschung wirkt besonders belebend auf das Kapillarnetz, auf die hunderttausend Kilometer des Kapillarmotors; sie entleert die gestauten Blutspeicher und verbessert jedesmal,

wie eine Herzinjektion wirkend, die Herz- und Kreislauftätig-
keit. Selbst wenn in seltenen Fällen nach einigen Stunden Serienwaschung noch kein Schwitzen auftritt, so wird doch durch
die Hautausdünstung die Säftezirkulation, die Abwehrtätigkeit
und die Entgiftung so erheblich gesteigert, daß für den Kranken
eine fühlbare Hilfe eintritt.

Zusammenfassung: Der bettwarme Kranke wäscht sich alle 30—
60 Minuten mit einem kalt-nassen Tuch schnell ab, legt sich
feucht zu Bett, deckt sich warm zu und kommt zu entgiftendem
Dunsten und Schwitzen. Steigerung durch Schwitztee und Wär-
meflaschen.

9. DIE ENTGIFTUNGSMASSAGE
VON LAIEN AUSGEFÜHRT

Die Massage ist eine so wirkungsvolle Heilmaßnahme, daß
sie selbst dort, wo nur einigermaßen massagekundige Laien im
Sinne des nachstehenden Schemas vorgehen, noch ausgezeichne-
te Wirkungen ermöglicht.

Der Kranke liegt mit entblößtem Rücken auf dem Bauch.
Der Massierende reibt als erstes mit beiden trockenen (nicht ein-
gefetteten) flachen Händen vom Nacken bis zum Gesäß den
ganzen Rücken und die Seiten ab, indem er durch etwa fünf bis
sieben Minuten, ohne allzustark zu drücken, den Rücken hinauf
und hinunter so flüssig hin und her reibt, daß Hände und Rük-
kenhaut sich allmählich durchgehend erwärmen und fast bren-
nend-heiß werden.

Sodann werden Rücken und Seiten mit beiden flachen Händen durch einige Minuten in Kreistouren mit leichtem Druck gerieben, bis sich die Haut noch mehr als bisher rötet und es dem
Behandelten — und nebenbei auch dem Behandler! — durch
und durch warm wird. Die Hände des Masseurs haben inzwischen von den Giftstoffen, die sie dem Kranken abgenommen
haben, einen üblen Geruch erhalten. Daher deckt er den Kranken jetzt schnell zu und wäscht sich gründlich die Hände. Sogleich anschließend werden Arme und Beine des Patienten mit
flacher Hand hin und her gerieben. Abschließend geschieht dies
vorwiegend in Richtung vom Rumpf zu den Finger- oder Ze-

henspitzen, und zwar so, als wollte man die schädlichen Stoffe über die Arme und Beine zu den Fingern bzw. Zehen hinschieben, hinausstreichen und hinausziehen. Bei Krampfadern werden die Beine nicht behandelt. Zuletzt wird der Kranke entblößt, worauf sein ganzer Körper vom Kopf zu den Fingern und vom Kopf zu den Zehenspitzen hin in langen Zügen etliche Male abgestreift wird (Abschlußbehandlung).

Nun überläßt man den gut zugedeckten Patienten dem wohligen Nachruhen. Ein in diesem Zustande auftretendes Frösteln in Händen und Füßen ist die Folge einer zu begrüßenden, weil erfolgreichen Reaktion des Körpers auf die Massage. Es handelt sich um eine besonders starke Giftstoffverschiebung in die Körperperipherie und erfordert Verabreichung warm-heißer Getränke und einer Wärmeflasche. Bei anhaltendem Frösteln schließt man das ansteigende Bürsten-Halbbad an, welches die Beschwerden beseitigt und die Massagewirkung noch steigert.

Gleich nach Massageabschluß wäscht sich der Massierende nochmals gründlich die Hände.

10. DIE KALTEN WICKEL

Ein guter Arzt heilt mit einem nassen Handtuch mehr als ein schlechter mit einer ganzen Apotheke.
SCHWENNINGER (Leibarzt v. Bismarck)

a) Allgemeines

Kälte darf immer nur auf Wärme gesetzt werden. Aus diesem Grund müssen alle Körperteile, besonders auch die Füße, vor Anwendung eines kalten Wickels warm sein! Man legt den Wickel frischkalt an, um an der betreffenden Stelle Hitze und beste Durchblutung zu erzeugen! Jede richtige Kälteanwendung ist aktive Wärmetherapie! Je kälter das Wasser, desto prompter die erwünschte Reaktion! Bei schlechter Reaktion, d. h. wenn nicht alsbald Durchwärmung der behandelten Partie eintritt, wird auf den Wickel eine heiße Wärmeflasche aufgelegt.

Der Wickel besteht aus zwei Teilen: einem dünnen, gut aufsaugenden Tuch, z. B. einem alten, ausgewaschenen Handtuch oder Leinentuch, das mit kaltem Wasser durchtränkt und völlig ausgewunden wurde, und einem dicken wollenen oder Frottee-Tuch. Schafwolle ist besonders geeignet. Falsch ist es, die Hautatmung verhindernde Stoffe wie Nylon oder Billroth-Batist zu verwenden.

Die Wickel werden am besten alle ein bis zwei bis drei Stunden erneuert, wodurch sich ihre Wirkung vervielfacht. Schläft der Patient ein, dann muß mit der Erneuerung bis zum Erwachen zugewartet werden. Am Abend werden Wickel über die ganze Nacht angelegt. Jeder Wickel, der lästig und unangenehm wird, ist sogleich abzunehmen. In diesem Falle wurde er fast immer fehlerhaft angelegt. Nach dem Abnehmen des Wickels wird die behandelte Körperpartie kurz kalt-feucht abgerieben. Die benützten Tücher müssen erst gewaschen und getrocknet werden, bevor sie wieder Verwendung finden.

b) Der Leibwickel nach Prießnitz

Ein kaltes, ausgewundenes Handtuch wird so um den Leib herumgelegt, daß seine Enden vorne am Bauch genügend übereinander reichen. Dieses Innentuch wie das darüber geschlagene Woll- oder Frottee-Tuch müssen faltenlos und straff anliegen; letzteres muß oben und unten fünf bis zehn Zentimeter über das feuchte Tuch überstehen, damit ein sicherer Luftabschluß gegenüber der Feuchtigkeit gewährleistet ist. Am äußeren Tuch können Bänder angenäht sein. Sie ermöglichen einen gut abdichtenden Verschluß, doch kann der Wickel notfalls auch mit einigen Sicherheitsnadeln fixiert werden. Auf alle Fälle muß er so stabil sein, daß er nicht einmal bei Besuch der Toilette verrutscht oder Luft an das feuchte Tuch herankommt.

Der kalte Leibwickel wirkt fiebersenkend und tonisierend auf die Blutgefäße, so daß die im Bauchraum abgesackten Säftemassen besser entleert werden. Er fördert den Schlaf, kräftigt die Nerven und regt die erschlafften Verdauungsorgane zu besserer Leistung an, weshalb er sich auch bei Verstopfung, Blähsucht, Leber-Gallenschaden, Magen-Darmleiden usw. bewährt hat.

c) Brust-, Hals-, Gelenk- und andere Wickel

Sie werden grundsätzlich in gleicher Form wie oben angelegt. Handelt es sich z. B. um ein schmerzhaftes Gelenk, so wird das ausgewundene kalt-feuchte Tuch faltenlos herumgeschlungen und mit einem Schafwolltuch gut abgedeckt und verbunden. Bei Kreuzschmerzen legt man das sorgsam ausgewundene kalt-nasse Handtuch über das Kreuz; darüber wird eine breiter Bedeckung aus Wolle gewickelt, die wie der Leibwickel fixiert oder mit breiten Bändern festgehalten wird.

d) Wadenwickel

Sie werden am einfachsten in Form der bekannten Essigstrümpfe angewendet. Hierzu taucht man baumwollene oder seidene Strümpfe, die bis zu den Knien reichen in frischkaltes Wasser ein, dem zum stärkeren Anreiz der Haut ein Schuß Weinessig zugefügt wurde. Die Strümpfe werden dann ausgewunden und auf die warmen Beine angezogen. Über die Füße zieht man dann trockene dicke Wollstrümpfe.

e) Lehm-, Heilerde-, Topfen-Wickel

Lehm oder Heilerde wird mit kaltem Wasser zu einem dikken Brei angerührt, den man messerrücken- bis fingerdick auf ein feuchtes Tuch aufstreicht. Passierter feuchter Topfen hat bereits die erforderliche Konsistenz, zu trockener wird mit etwas kalter Milch verdünnt. Das bestrichene Tuch wird bei Halsschmerzen, Schluckbeschwerden, Heiserkeit, Angina, aber auch bei Schilddrüsenüberfunktion oder Kropf um den Hals gelegt, auf schlecht heilende Wunden, auf schmerzhafte Krampfadern, auf ein Krampfadergeschwür, über einen schmerzhaften Magen oder ein Zwölffingerdarm-Geschwür, auf eine Gürtelrose, Wundrose oder sonst eine schmerzende oder geschwollene Stelle für eine Dauer von zwei Stunden oder über die ganze Nacht aufgelegt. (Auf Lehmwickel-Behandlung spricht die Schilddrüse [Überfunktion, Vergrößerung, Entzündung] besonders gut an. Dazu müssen die Wickel alltäglich über Nacht durch etliche Wochen aufgelegt werden.)

Charakteristische Fälle

Fall 1: Drei Geschwister von 8, 6 und 4 Jahren waren in der kühlen Jahreszeit fast ständig krank. Grippe, Mittelohrentzündung, Mandelentzündung, Bronchitis, Lungenentzündung und die üblichen Kinderinfektionskrankheiten lösten einander wiederholt ab, so daß der Kinderarzt ständiger Gast im Hause war. Zahlreiche Medikamente, nicht selten in hoher Dosierung, wurden genommen. Die Anfälligkeit der Kinder wurde von Jahr zu Jahr größer, die Erkrankungsdauer länger. Eines Tages erkrankten wieder zwei der Kinder mit hohem Fieber und Symptomen einer Virusinfektion. Diesmal wurden sie jedoch säftereinigend behandelt:

Die Patienten durften (!) sogleich fasten, „trotz" ihres schlechten Ernährungszustandes. Sie erhielten Kräutertee mit Zitronensaft und etwas Honig, sowie:

1. Einlaufserie (5 kleine Einläufe, über den Tag verteilt)
2. Rumpfreibe-Bäder (dreimal täglich ja 10 Minuten bei 23 Grad C)
3. über Nacht Essigstrümpfe
4. keine Medikamente.

Am selben Abend war das Fieber von 40 Grad auf 38 und 37,5 Grad abgesunken. Am nächsten Morgen hatten beide Kinder wieder um 39 Grad C. Die Wiederholung von Einlaufserien und Reibebädern besserte den Zustand dermaßen, daß die Kinder am gleichen Tage keinen kranken Eindruck mehr machten. Nach jedem Reibebad waren sie eine Zeitlang fieberfrei. Die Abendtemperatur war noch mäßig erhöht. Ab dritten Tag blieb das Fieber endgültig aus. Mit Ausnahme eines Hustens, der nach etlichen Tagen abklang, waren die Kinder völlig beschwerdefrei. Die Nachbehandlung bestand aus einem Einlauf, zwei Reibebädern und zwei Wechselduschen täglich. Inzwischen hatte sich auch ein gesunder Appetit eingestellt, was später zu Gewichtszunahme führte. Das in der Zwischenzeit erkrankte dritte Kind war durch dieselbe Therapie bereits nach einem Tag fieberfrei und am dritten Tag außer Bett, während die Kinder bei der früheren Behandlungsweise nie vor acht bis zehn Tagen aus dem Bett gekommen waren.

Seither wurden die Kinder nur mehr nach obiger Art behandelt und konnten jedesmal in ein bis zwei Tagen wiederhergestellt werden. Die Erkrankungen traten viel seltener auf, wozu auch abhärtende Maßnahmen, Turnen, Schwimmen und Ausnutzung von Licht, Luft und Sonne das Ihre beitrugen. Die vorher verwendeten Medikamente, aber auch der bisherige Süßigkeitenkonsum der Kinder, fielen weg. Die früher geplanten Impfserien und Mandeloperatiaonen wurden nicht ausgeführt.

Fall 2: Zweijähriges Kind einer Bergbäuerin erkrankte an Lungenentzündung. Der Landarzt, ein erfahrener Praktiker, der von weither geholt worden war, verfügte sofortige Spitaleinweisung in das Stadtspital. Die Bäuerin, die noch drei kleine Kinder zu Hause hatte, die sie wegen Abwesenheit ihres Mannes nicht verlassen konnte, ersuchte den Verfasser, der sich in der Gegend auf Urlaub befand, inständig um Hilfe. Das hochfiebernde, blaurot verfärbte Kind erhielt sofort mittels Ballonspritze zwei kühle Einläufe hintereinander, auf welche sich reichlich übelriechender Kot entleerte. Sogleich erschien der bedrohlich aussehende Zustand auffallend gebessert. Sodann wurde kühles Wasser in einem Bottich geschüttet und an dem kleinen Patienten ein Rumpf-Reibebad vorgenommen, das Abfieberung bewirkte. Danach erhielt das Kind einen Rumpfwickel. Nach bloß 20 Minuten, innerhalb welcher sich sämtliche Ereignisse abspielten, war der Erfolg überzeugend. Als weitere Maßnahmen wurden Einläufe verordnet, alle drei Stunden bis abends fortgesetzt, weiter Rumpf-Reibebäder und Wickel. Am nächsten Tag kam die Bäuerin entsetzt, da das abends schon fieberfrei gewesene Kind wieder hohes Fieber hatte. Die Behandlung wurde unverändert fortgesetzt, am Abend des dritten Tages war das Kind endgültig abgefiebert und blieb seither beschwerdefrei.

Fall 3: 17jährige Gymnasiastin bekam im Anschluß an eine Schluckimpfung gegen Kinderlähmung hohes Fieber, Nackensteife, Kopfschmerzen, Lähmungserscheinungen mit Reflexlosigkeit an den Beinen. Die Patientin wurde sofort in die

Infektionsabteilung des nächsten Spitals überstellt. Nach zwei Wochen war sie wohl fieberfrei und ohne Lähmungszeichen, lag aber derart apathisch und geschwächt darnieder, daß sie sich kaum bewegte. Die Erkrankung wurde als schwere Form einer Kopfgrippe bezeichnet. Als keine Ansteckungsgefahr mehr befürchtet wurde und die Eltern trotz aller Spitalbehandlung keinen befriedigenden Fortschritt festzustellen glaubten, setzten sie die Entlassung ihres Kindes gegen Revers durch. Daheim durfte das Mädchen sofort fasten, was es mit den Worten „ich kann kein Essen mehr sehen, mir wird darauf nur übel" dankbar begrüßte. Weiter bekam es durch vier Tage Einlaufserien, Bittersalz, eine Serienwaschung und in der Nackengegend ein Canthariden-Pflaster[1]), das eine große Blase zog, aus der sich reichlich gelbe Flüssigkeit entleerte, worauf die restliche Nackenstarre völlig verschwand. Nach fünf Tagen bewegte sich das Mädchen normal, bekam wieder Appetit und konnte, entsprechend nachbehandelt, wenige Tage später die Schule besuchen.

Fall 4: Industrieller, 50, wegen schlechter Erfahrung am eigenen Leib entschiedener Gegner jeder medikamentösen Therapie, erkrankte am Vortag einer für ihn entscheidenden Konferenz an einer Virusinfektion. Rasende Kopfschmerzen, hämmernde Schläfen, Augendruck, Benommenheit, Übelkeit, Brechreiz und Fieber machten ihn unfähig, einen klaren Gedanken fassen zu können.

Therapie am 1. Tag: Teefasten, Einlaufserie (fünfmal je 1 Liter), ein ansteigendes Halbbad und zwei Rumpf-Reibebäder. Am 2. Tag: zwei Einläufe, Bittersalz, Rumpf-Reibebad.

Mit nichts als etwas heißer Schleimsuppe im Magen und „knurrenden Gedärmen", sonst aber fieberfrei und mit klarem Kopf, gelangte er zur Konferenz, die er erfolgreich durchstehen konnte. Die Krankheit war behoben. Allerdings mußte er sich auf ärztliches Gebot noch zwei Tage schonen und nachbehandeln.

Fall 5: Verkäuferin, 25, mit mächtig geschwollenen, vereiterten Mandeln und Drüsenschwellungen am Halse, 39 Grad Fieber. Therapie: Teefasten, Bettruhe, Bittersalz, Einlaufserie durch zwei Tage, Reibe-Sitzbäder bei 14 Grad C., häufige kalte Halswickel. Patientin war nach eineinhalb Tagen fieberfrei, zeigte an den Mandeln nur noch kleine Eiterstippchen, fühlte sich schon sehr wohl. Nach weiteren drei Tagen, bei aufgelockerter, sinngemäßer Therapie, geheilt.

Fall 6: 88jähriger Naturarzt war wegen schwerer beidseitiger Lungenentzündung bei Emphysem und eitriger Bronchitis schon von mehreren Ärzten untersucht worden, die alle, Schlimmstes befürchtend, auf sofortige Spitalüberführung drängten. Der Patient weigert sich jedoch hartnäckig und ließ beim Verfasser anfragen, ob er ihn noch zu behandeln wage. Tatsächlich war der Zustand sehr ernst und die Kreislaufsituation schlecht, doch waren der Wille des Mannes und die Hilfsbereitschaft seiner Frau so groß, daß sofort mit der Kur begonnen wurde: Teilfasten (wegen des hohen Alters), unterbrochen von Dursttagen (zur Entwässerung), salinische Wässer, Einläufe, Rumpf-Reibebäder, Wickel, Massagen und homöopatische Zusatzbehandlung verbesserten schließlich innerhalb von fünf Wochen den Zustand dermaßen, daß der Arzt seinen Ordinationsbetrieb wieder aufnahm (!) und keine weiteren Therapien mehr benötigte.

Im praktischen Alltag treten solch schwere, dramatische Fälle (man vergleiche auch den geschilderten Diphtheriefall auf S. 16!) wegen ihrer größeren Seltenheit in den Hintergrund. Im

---

[1]) Siehe Kapitel: Neuraltherapie nach Huneke u. andere Ergänzungstherapien S. 108.

Vordergrund stehen die sogenannten banalen Infekte der Kinder und Erwachsenen. Setzt die säftereinigende Behandlung sogleich nach Wahrnehmung der allerersten Krankheitssymptome ein, und wird sie von allem Anfang an energisch genug durchgeführt, dann sind die verbreiteten Erkältungskrankheiten, die alltäglichen Virusinfektionen, Grippalinfekte usw. in der Mehrzahl der Fälle schon nach 1—2 (—3) Tagen ausgeleitet. Die nach ausschließlich medikamentösen Grippebehandlungen häufig nachfolgende Erschöpfungsphase, die bei Kindern und älteren Menschen oftmals anschließende erhöhte Anfälligkeit, Erkrankungs- und Komplikationsbereitschaft, tritt nach ausreichender säftereinigender Behandlung nicht, oder zumindest nur vermindert, auf.

Fall 7: Beamtin, 40, bekam mittags plötzlich Kopfschmerzen und Schüttelfrost, 38,5 Grad Fieber. Diagnose: beginnender Grippalinfekt.
Therapie: Teefasten, Bittersalz, Einlaufserie, Reibe-Sitzbäder bei 14 Grad C. Am selben Abend betrug die Temperatur 37,5 Grad. Patientin fühlte sich bereits wesentlich wohler. Am nächsten Tag war sie fieber- und beschwerdefrei, mußte aber die Therapie noch einen weiteren Tag unverändert fortsetzen, um einen Rückfall zu verhindern. (Durchschnittlicher Heilverlauf bei rechtzeitigem Behandlungsbeginn).

Fall 8: 5jähriges Mädchen war schon oftmals an Bronchitis erkrankt. Trotz aller medikamentösen Therapie hatte sich diese Erkrankung stets durch Wochen oder Monate hinausgezogen. Dieses Mal erhielt das Kind jedoch nichts als säftereinigende Behandlung. Dabei wurde es am zweiten Tag endgültig fieberfrei, wobei es zu dem sonst üblichen quälenden Husten überhaupt nicht gekommen war. In den darauffolgenden Jahren bekam das Mädchen keine nennenswerte Erkrankung mehr. Jeder Infekt wurde stets in gleicher Weise nach 1—2 (—3) Tagen ausgeleitet, ohne je ungünstige Nachwirkungen zurückzulassen.

Fall 9: Zarter zweijähriger Knabe erkrankte an Masern; 40 Grad Fieber. Durch Einlaufserie und Rumpf-Reibebäder kam er am selben Tag auf 36,9 Grad; am zweiten Tag stieg das Fieber noch einmal auf 39 Grad, um dann endgültig zu verschwinden. Der Kleine erhielt regelmäßig über Nacht einen kalten Rumpfwickel, war ab 3. Tag wohlauf und entfaltete bald großen Appetit. Aus Sicherheitsgründen hütete er noch einige Tage das Bett. (Durchschnittlicher Heilverlauf bei richtiger säftereinigender Behandlung).

Fall 10: Rechtsanwalt, 48, verlor alljährlich durch Erkältungskrankheiten, welche eine Kettenreaktion von nachfolgenden Komplikationen auszulösen pflegten, zahlreiche Wochen wichtigster Arbeitszeit. Nebenhöhlenprozesse, Kreislaufstörungen, Aufflackern eines latenten Leberschadens und Unverträglichkeitsreaktionen auf Medikamente traten fast regelmäßig auf. Eine neuerliche Grippe wurde säftereinigend behandelt: Teefasten, Einlaufserie, Rumpf-Reibebäder, Wechselduschen, wozu noch eine spezielle Zusatztherapie angewendet wurde. Patient war nach fünf Tagen wieder voll arbeitsfähig, mußte sich aber später einer Darmreinigungskur nach F. X. MAYR unterziehen, um grundlegende Gesundung zu erzielen. Seither erkrankt er nur mehr selten und kurz.

Wie betont, schließt die Säftereinigung die Anwendung anderer Therapien, wie z. B. medikamentöse Behandlung, keineswegs aus. Im Gegenteil, in jedem einzelnen Falle ist es Sache des Arztes, zu entscheiden, ob und welche Zusatztherapien erforderlich sind. Oft genug, besonders bei älteren Menschen, bedarf der Kreislauf, das Herz oder der Abwehrkampf des Körpers zusätzliche Unterstützung, die ihm nicht vorenthalten werden soll. Die Säfteentgiftung steigert die Wirksamkeit der Zusatztherapien und vermindert ihre etwaigen ungünstigen Nebenwirkungen.

Die akuten Erkrankungen des Verdauungsapparates, wie Durchfallerkrankungen, Magenentzündung, „verdorbener Magen", Gallenblasenentzündung, Darmgrippe usw., erhalten die grundsätzlich gleiche Behandlung, nur wird hier anstelle aller kalten Anwendungen stets der warm-heiße Dunst-Thermophor auf den Bauch aufgelegt. Nach F. X. MAYR steht hier das Teefasten und später Schonkost, weiter Darmberieselung, Bettruhe und Wärme im Vordergrund. Als Tee ist besonders Kamillentee, dünn gebrüht, ohne Zutaten zweckmäßig.

Weitere Einzelheiten sind aus der einschlägigen Literatur zu entnehmen[1]).

Die Beschreibung der blut- und säftereinigenden Heilverfahren dient der grundlegenden Aufklärung über die gesamte Methode. Der Arzt kann im Rahmen einer Ordination oder Visite schwerlich die geschilderten Techniken genau besprechen und richtiges Verständnis für so ungewöhnliche Maßnahmen wie die

[1]) BUCHINGER, O.: Das Heilfasten. Hippokrates, Stuttgart.
BRAUCHLE, A.: Naturheilkunde des praktischen Arztes. Hippokrates, Stuttgart.
BECK, E. O.: Naturgemäße Behandlung akuter Erkrankungen. 2. Auflage. Karl F. Haug Verlag, Ulm/Donau 1945.
ROSENDORFF, A.: Neue Erkenntnisse der Naturheilbehandlung. Turm-Verlag, Bietigheim/Württemberg 1961.
KUHNE, L.: Die neue Heilwissenschaft, 23. Aufl. Eigenverlag, Leipzig 1896.
KRAUS, Th.: Die Grundgesetze der JSO-Komplex-Heilweise. J. Sonntag-Verlag, Regensburg 1956.
Schriften von F. X. MAYR und über die Methode MAYR, siehe Fußnote S. 156.
RAUCH, E.: Natur-Heilbehandlung der Erkältungs- und Infektionskankheiten. Karl F. Haug Verlag, Heidelberg.

Einlaufserie erwecken. Verständnis der Methode und Kenntnis der Durchführung sind aber Voraussetzung für ihre Anwendung und ihren Erfolg. Wie weitläufig sich dann die praktischen Auswirkungen richtig angewendeter Säftereinigung erstrecken, das zeigt die ungewollte Anerkennung einer 13jährigen Gymnasiastin:

„Wie schön war es früher, als wir so oft und so lang krank sein durften. Wir konnten uns tagelang ausschlafen, lesen und Schallplatten spielen lassen. Seit es bei uns immer gleich Einläufe und Reibebäder gibt, können wir nie mehr richtig krank sein und versäumen höchstens einen Tag im ganzen Schuljahr!"

SEELISCHE EINSTELLUNG ZUR BEHANDLUNG

Die seelische Einstellung zu einer Behandlung kann entscheiden, ob Erfolg oder Mißerfolg eintritt. Von seiten zahlreicher chronisch Kranker werden jedoch, trotz der Bedeutung der inneren Einstellung zur Krankheit gerade in dieser Hinsicht entscheidende Fehler gemacht. Jede hoffnungslose Einstellung, jeder Gedanke voll Zweifel, Mißtrauen oder Angst, jede Befürchtung von Unheilbarkeit oder Komplikation, kurz jede Art von Schwarzseherei, lähmt die Heilvorgänge im Organismus; es stört die in jedem Menschen vorhandene Heilorganisation, die PARACELSUS den „inneren Arzt" bezeichnet hat.

Wir können diesen „inneren Arzt" mit den Matrosen eines Schiffes und die seelische Einstellung eines Menschen mit dem Kapitän vergleichen. Behält in Seenot der Kapitän Ruhe und Zuversicht und vertraut er unerschütterlich darauf, heil durch den Sturm zu gelangen, dann werden die Matrosen bis zuletzt mit größtem Einsatz und besten Kräften ihre Aufgaben erfüllen. Befällt den Kapitän jedoch Zweifel und Angst, dann überträgt sich dies auf die Matrosen: Unordnung, Verwirrung und Panik brechen aus, die Katastrophe nimmt ihren Lauf.

Diese Zusammenhänge tragen Schuld daran, daß beste Therapien versagen können, wenn negative Vorstellungen des Patienten die ärztlichen Bemühungen durchkreuzen.

In allen Belangen des Lebens kommt der inneren Einstellung eine Schlüsselstellung zu, z. B.:

Bei einer Hochwasserkatastrophe versuchen drei Männer sich über einen schadhaften Notsteg, der über einen reißenden Wildbach führt, zu retten. Zwei von ihnen glauben daran, noch hinüber zu kommen. Alle Befürchtungen kämpfen sie in sich nieder und zwingen sich fest an den Erfolg zu glauben. Der Dritte sieht jedoch nur schwarz: Er sieht nur Gefahr und Schrecknis, gibt der Angst in sich breiten Raum, und bezweifelt das rettende Ufer zu erreichen. Obwohl er am vorsichtigsten vorgeht, stürzt gerade er in das Wasser und ertrinkt. Die anderen beiden können sich retten. Die Kraft des Vertrauens, ihr Glaube an den Erfolg hat ihnen geholfen!

Für den chronisch Kranken gilt das gleiche! Es kann auch die beste Blut- und Säftereinigung allein niemand gesund machen! Immer entscheidet die seelische Einstellung des Kranken mit! Diese seelische Einstellung schwankt aber bei vielen Kranken hin und her, oft von einem Extrem in das andere. Häufig genügt eine kleine subjektive Verschlechterung, oft nur eine unangenehme Heilreaktion, daß Verzweiflung den Kranken befällt. Damit versetzt er seine „Matrosen unter Deck" in Panik und lähmt den „inneren Arzt" in seinem Aufbauwerk.

Es kommt auf die innere Einstellung an! Auf die Selbstbeeinflussungen oder Autosuggestionen, die sich jeder Mensch alltäglich, ja sogar stündlich bis minütlich macht. Sie sind so wichtig, da sie insgeheim die gesamten Heilungsvorgänge beeinflussen. Man bedenke: Auch auf der seelischen Ebene gibt es — ähnlich wie im Körper — oft viel Schädliches, „Fauliges" und „Vergiftetes", also Hinunterziehendes, Krankhaftes und Bedrückendes, das gerade im Verlauf der Krankheit Oberhand gewinnen will. Reinigung von diesen seelischen Vergiftungen und „Klärung" des innerlich Getrübten, Ungesunden gehört zu jedem echten Heilungsvorgang!

Das Prinzip der fortlaufenden inneren Reinigung, das wir auf der körperlichen Eben kennengelernt haben, findet also auf der seelischen Ebene seine Entsprechung. Der Dichter drückt dies folgendermaßen aus:

Die Seele kann ein Meer sein,
Aber auch — ein Tümpel,
Verjaucht, und angefüllt

Mit irdischem Gerümpel ...
Ist sie ein Meer,
So hält sie, gleich den Meeren,
Sich selber immerfort bewegt und rein.
Ist sie ein See,
So wird in gleicher Weise
Sie selbst sich Klärung
Durch lebendige Bewegung sein.
Und auch als Teich kann sie sich selber klären,
Mag das nach Stürmen
Auch recht lange währen.
Ist sie jedoch ein Tümpel,
Gibt sie allem Abfall Raum,
Verwest als trüber Pfuhl
Und — fühlt es kaum.

BÔ YIN RÂ — SCHNEIDERFRANKEN[1])

Dieser „Verwesung als trüber Pfuhl" gilt es vorzubeugen!
Körperlich und seelisch! Auf der seelischen Ebene braucht man
dazu eine „Klärung durch lebendige Bewegung", das heißt eine
Selbstreinigung von pessimistischen Selbstbeeinflussungen, und
eine Neuorientierung auf zuversichtliche lebensbejahende Gedanken.

Gedanken sind dynamische Kräfte. Sie können je nach ihrer
Richtung hinunterziehen, deprimieren und zerstören, aber
ebenso aufrichten, kräftigen und heilen.

Wer sich lebhaft denkt (= suggeriert), eine Zitrone zu essen,
der hat schon bald den Mund voll Wasser, weil das Nervensystem freudig alle zu verwirklichenden Selbstbeeinflussungen be-
folgt.

Wer sich ein köstliches Essen mit allen Zutaten vorstellt,
verspürt schon bald Appetit darauf und hört seinen Magen
knurren.

Wer sich abends suggeriert, morgens zu einer ungewöhnlich
frühen Zeit zu erwachen, der gewinnt, wenn er daraufhin

---

[1]) BÔ YIN RÂ — SCHNEIDERFRANKEN: Leben im Licht. Kobersche Verlagsbuchhand-
lung, Basel.

pünktlich munter wurde, bereits eine Vorstellung, welche Kraft
Selbstbeeinflussungen besitzen.

Wer jede Nacht mit dem zuversichtlichen Gedanken ein-
schläft, es werde ihm eine schwierige Aufgabe enorm leicht fallen und sehr gut gelingen, der wird schon bald am Ergebnis
merken, wie gehorsam die Kräfte seines Unterbewußtseins seiner Eingebung Folge leisten.

Da wir unsere Selbstbeeinflussungen — wenn wir darauf
Wert legen — lenken lernen können, sind wir auch in der Lage,
durch bewußte Autosuggestionen jeden Gesundungsprozeß wesentlich zu unterstützen und voranzutreiben. Jede zuversichtliche Einstellung, jedes aufbauende Wort hilft mit. Auch zureden
hilft. Man kann sich sogar selbst gut zureden, selbst Mut
machen und Zuversicht vermitteln. Der französische Apotheker
Emil Coué und seine Schüler haben allein mit der darauf auf-
bauenden Methode der bewußten Autosuggestion Millionen
Menschen entscheidend geholfen und staunenswerte Heilungen
zustande gebracht[1]).

Ohne Zweifel sollten sich Menschen, die leicht den Glauben
an sich selbst aufgeben, denen es oft an Zuversicht mangelt, die
rasch den Mut verlieren, veranlassen, sich so bald als möglich
mit der Methode Coué auseinanderzusetzen. Die in den Schriften über Autosuggestion dargestellten Wechselwirkungen zwischen Körper und Seele kennen heute noch die wenigsten, obzwar sie Unzählige dringend bräuchten. Sie könnten sich in
Hinkunft zahlreiche unbewußt gemachte Fehler ersparen: sie
könnten durch gezielten inneren Aufbau Selbstvertrauen und
Zuversicht gewinnen; und sie könnten sich helfen, in allen Le-
benslagen von innen her das gute Gelingen zu fördern. Dies gilt
für alle Lebensbereiche[1,2]).

Ein Lebensmüder fragte: „Wie kann ich etwas anderes als
lebensmüde sein, wenn das Leben so ein furchtbarer Kreislauf
ist und so entsetzlich grausam?" Darauf war zu erwidern: „Wie
kann dein Leben anders sein als es ist, solange du deine

---

[1]) RAUCH, E.: Autosuggestion und Heilung. Karl F. Haug Verlag, Heidelberg.
[2]) RAUCH, E.: Anleitungsheft für Autosuggestion. Karl F. Haug Verlag, Heidelberg.

schwarzseherische Einstellung nicht aufgibst? Deine traurigen
Verhältnisse sind ja nur das Spiegelbild deiner inneren Dishar-
monie!"

Ein vom Unglück Verfolgter fragte: „Wie kann ich anders
als unglücklich sein, wenn alles, was ich anpacke, mißlingt;
wenn alle Pläne zunichte werden und mich das Unglück ver-
folgt?" Dem war zu antworten: „Wie kannst du dich über dein
Mißgeschick wundern, wenn du es immer schon von vorne her-
ein erwartest? Wenn du an dein Versagen glaubst und es so
selbst mit aller Macht magnetisch anziehst?!"

Ein seit mehreren Jahren Kranker fragte: „Wie kann ich anders als hoffnungslos sein, wenn bisher alle Therapien versagt
haben und mir kein Arzt helfen konnte?" Dem war zu antworten: „Wie kannst du vom Arzt eine Hilfe erwarten, wenn du
schon nach kurzer Behandlungszeit ungeduldig wirst, am Erfolg
zweifelst und dich darauf einstellst, daß dir ohnehin niemand
helfen kann?! In Wirklichkeit mußt du dir zuerst selbst helfen,
denn ohne deine innere Mitarbeit an der Gesundung kann dir
niemand helfen!"

Die Zahl der Menschen, die sich durch verkehrte innere Einstellung und durch felsenfestes Glauben an Mißlingen selbst Tag
für Tag Schaden zufügen, ist heute ständig im Wachsen. Sie benötigen die Auseinandersetzung mit den von COUÉ entdeckten
Lebensgesetzen der Autosuggestion und sie sollen wissen:
Selbstvertrauen und Glaube an gutes Gelingen lassen sich üben! Mit Pessimismus und öder Hoffnungslosigkeit
macht man alles — auch in der Heilkunde — nur schlechter!

Gesunder Optimismus und frohe Zuversicht wirken hingegen
aufbauend, stärkend und fördernd. Ohne sie gibt es keine echte
Gesundung! Sie sind die Zugtiere, die hinter sich das gute Gelingen nachziehen.

Bô Yin Râ – Schneiderfranken sagte daher:

Du selber bist der Magnet für Dein Wohl und
Wehe!

Und Emerson erklärte:

Nur der gewinnt, der an den Sieg glaubt!

*   *

ANHANG

Wie man den Säftezustand erkennt

Die humoraldiagnostischen Zeichen

Für die Blut-Säftebehandlung ist es nicht erforderlich, daß man sich selbst ein Bild über seinen Säftezustand verschaffen kann. Es ist aber eine Hilfe: Steigert doch nichts so sehr die Bemühungen um die eigene Gesundung als die Möglichkeit, mit eigenen Augen den Erfolg einer Behandlung objektiv verfolgen zu können. Wer an sich sieht, wie sein hochroter Kopf abblaßt, seine Zunge sich reinigt, seine bläulichen Fingernägel rosig werden, der arbeitet mit doppelter Kraft mit. Aber auch außerhalb einer Kur hat die Kenntnis von Säftekriterien ihren Wert:

So kann man grundlegende Verbesserung oder Verschlechterung seines Zustandes erkennen; kann sich und anderen zu guten Vorsätzen einer gesünderen Lebensweise verhelfen; kann warnen und eher entdecken, wann wieder eine Reinigungskur fällig wird.

Zur richtigen Wertung der Säftekriterien muß aber betont werden: Der Mensch auf diesem Planeten lebt zweifelsfrei nicht im Paradies. Daher ist nichts auf Erden, auch nicht die Gesundheit des Menschen als paradiesisch oder vollkommen zu bezeichnen. Es darf daher nicht verwundern, wenn der Leser beim Studium der Schädigungszeichen das eine oder andere an sich selbst entdeckt. Dies würde aber nur dem Durchschnittszustand des modernen Menschen entsprechen, weshalb auch kein Anlaß gegeben ist, dadurch zum Hypochonder, zum eingebildeten Kranken zu werden. Gehäuftes oder besonders auffallendes Auftreten von Schädigungszeichen sollte hingegen doch als Hinweis für eine bald benötigte Reinigungskur aufgefaßt werden.

Die Färbungen der Haut

*Wir haben im Gesicht einen Spiegel,
der die Reinheit des Blutes und die
Güte der Funktion des Verdauungsapparates wiedergibt.*   F. X. MAYR

1. NORMALFARBE

Die gesunde Hautfarbe der europäischen abendländischen Rassen umfaßt je nach Stärke und Farbstoffgehalt zahlreiche Schattierungen von hellstem Rosa über verschiedene helle Mischtönungen bis zum kräften Hellbraun. Da aber die Gefäßpolster und Saftlücken jeder gesunden Haut reichlich mit hellrotem (sauerstoffreichem) Blut und mit klarer Lymphe durchsaftet sind, kommt trotz der Verschiedenheiten der europäischen Hautfarben beim Gesunden stets auch eine durchschimmernde charakteristische Rosafarbtönung zustande, die je nach Rasse etwas anders aussieht.

Außerdem soll die gesunde Haut samtartig, zart, glatt, glänzend, stets wie frisch gewaschen aussehen (s. Abb. 9, S. 159[1]). Ein Vergleich der Abbildungen 9—16 (S. 159—162) deutet die Farbskala verschiedener Hauttönungen an, die durch Änderung des Säftezustandes verursacht werden. Dabei sind jedoch alle extremen Farbtönungen nicht berücksichtigt, die man bei bettlägerigen Patienten häufig im Krankenhaus antrifft. Sie brauchen nicht beschrieben zu werden, da sowohl der leichenblasse Blutarme wie der kanarienfarbige Gelbsüchtige oder der ausgezehrte, verfallene, graustichige Krebskranke von jedem Laien als Schwerkranke erkannt werden. Zur Vorbeugung ist es wichtig, schon die leichteren, alltäglichen Abweichungen von der gesunden Norm kennenzulernen.

---

[1] MAYR, F. X.: Fundamente zur Diagnostik der Verdauungskrankheiten. Verlag Neues Leben, Goisern (Österreich).
—, Die Darmträgheit, 3. Auflage. Verlag Neues Leben, Goisern (Österreich) 1953.
—, Schönheit und Verdauung. 2. Auflage. Verlag Neues Leben, Goisern (Österreich) 1952.
RAUCH, E.: Die Darmreinigung nach Dr. F. X. MAYR. Karl F. Haug Verlag, Heidelberg.

2. BLASS-WEISSLICHE VERFÄRBUNG

Blässe wird verursacht:

a) toxisch, d. h. durch giftige Stoffe im Blute, die eine Verengung der Haargefäße erzeugen (toxischer Kapillarspasmus). Die Gifte können von außen kommen, wie Suchtmittel, Drogen, Nikotin, Alkohol u. a., oder von inneren Giftherden, von Eiterherden oder einem kranken Darm. In letzterem Fall schwankt der Giftgehalt des Blutes je nach Darmzustand, Nahrungsaufnahme, Schlackenausscheidung, Bewegung oder Ruhe, Frisch- oder Zimmerluft usw. Daher verändern solche Menschen mehrmals am Tage ihr Aussehen: einmal sehen sie blaßweißlich und bald wieder, besonders abends, rosig-gesund aus. Die Blässe tritt morgens nach dem Aufstehen deutlich hervor, bedingt durch nächtliche Selbstvergiftung vom Darm; oft entsteht sie auch am späten Vormittag, wenn mit Aufsaugung der Nährstoffe des Frühstückes aus dem Darm gleichzeitig Darmgifte in das Blut gelangen; oder sie entsteht, wenn nach dem Mittagessen oder einer anderen, zu kräftigen Mahlzeit große Blutmengen in den Bauchraum absacken. Diese Menschen frieren auch leicht, ihre Finger und Zehen werden rasch leichenblaß und sehen wie abgestorben aus (siehe Abb. 10, S. 159!).

b) anderwärtig: Durch Blutarmut, Leukämie, Krebs u. a. auszehrende Krankheiten kann deutliche Blässe verursacht werden. Bei der Entstehung dieser Leiden spielt schlechte Säftebeschaffenheit immer eine maßgebliche Rolle.

3. GRAUFAHL-SCHMUTZIGE VERFÄRBUNG

Das charakteristische grau verfärbte Gesicht, wie auf Abb. 11, S. 160, vermittelt schon auf den ersten Blick eine durch Vergiftung herbeigeführte schlechte Verfassung der Säfte. Schwerer fällt es hingegen dem Ungeübten, einen nur angedeuteten grauen Stich in der Hautfarbe, besonders bei Sonnenbräunung zu erkennen. Man betrachte aber nur die Schläfengegend, wo sich meist deutlich schmutziges Grau, völlig verschieden von der gesunden Rosatönung feststellen läßt. Die Graufärbung kann verursacht sein:

a) toxisch: Hier besteht zumeist höhergradige Überflutung der Säfte mit Giftstoffen aus dem Darm (Koprämie), die eine intensive Selbstvergiftung verursachen. Solche Menschen leiden meist seit Jahren an Stuhlverstopfung und treiben Mißbrauch mit Abführmitteln. Ihre Beschwerdenskala ist vielfältig: Kopfdruck, Benommenheit, Mißmut, Depressionen, Herz-, Gelenk-, Kreuz-, Bauch-, Nervenbeschwerden, Augenbrennen u. a. m. Diese Beschwerden werden durch Darmreinigungskuren behoben, was die beschriebenen Zusammenhänge beweisen. Auch der Graustich der Haut weicht dadurch allmählich dem gesunden Rosa. Seltener kommt die Grauverfärbung bei Menschen vor, die sich nach ihrer Meinung einer „geregelten Verdauung" erfreuen, was aber doch nicht stimmt. Sie entleeren zwar Stuhl, aber ungenügend, mit der Folge, daß die zurückbleibenden Kotreste die Säfte chronisch vergiften. Starke Fleischesser mit Verstopfung zeigen als Auswirkung chronischer Eiweißfäulnisprozesse im Darm häufig eine charakteristische blaßfahl-graue Hautverfärbung. Diese Verfärbung kann auch während Darmreinigungskuren auftreten, mitunter sogar erschreckend deutlich, wenn die Kur Darmfäulnisherde aufwirbelt und dadurch eine Rückvergiftungskrise, eine plötzliche Überflutung der Säfte mit Giften erzeugt.

Das schmutzige Aussehen der grauen Haut ist Folge einer chronisch verschlechterten Hautdurchblutung, welche die durchsichtige Epidermisschicht der Haut verhornen läßt, so daß sie undurchsichtig und durch Ablagerungen unsauber aussieht.

b) anderwärtig: Durch bösartige Prozesse, chronische Vergiftungszustände, wie bei der Silberkrankheit, sowie durch andere seltene Leiden (Addinsonsche Krankheit usw.). Bei gesunden Säften gibt es keine Grauverfärbung.

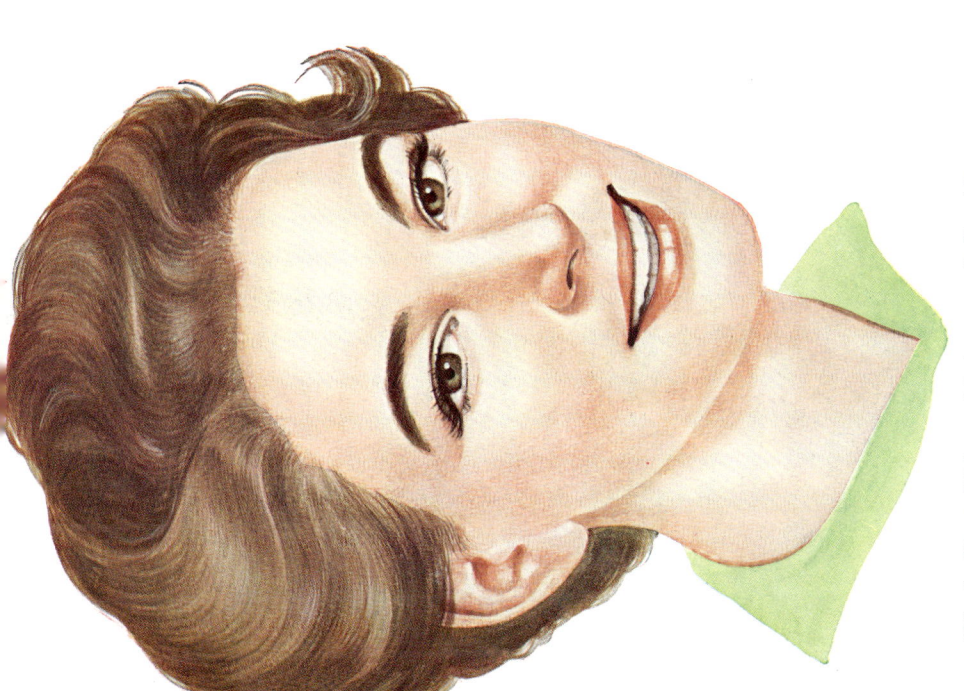

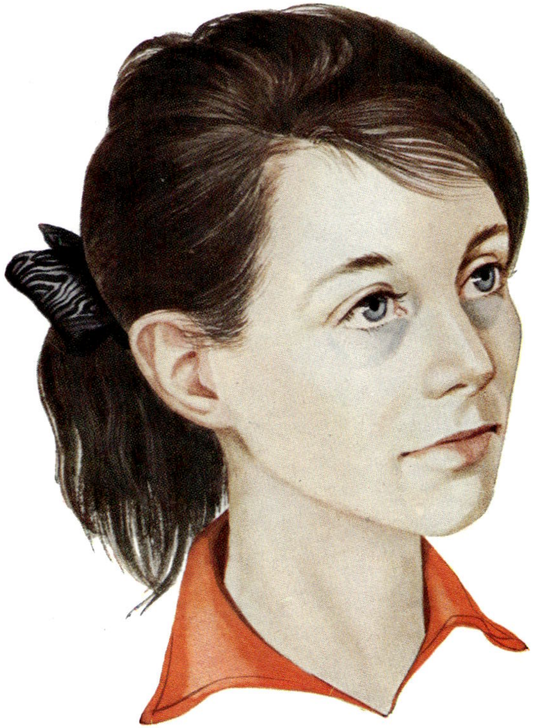

Abb. 10: Blaß-weißliche Verfärbung bei Magen-Darm-Entzündung (Süßigkeiten-, Kaffee-, Nikotinmißbrauch)

Abb. 9: Normalfärbung: frische, gesunde Rosatönung

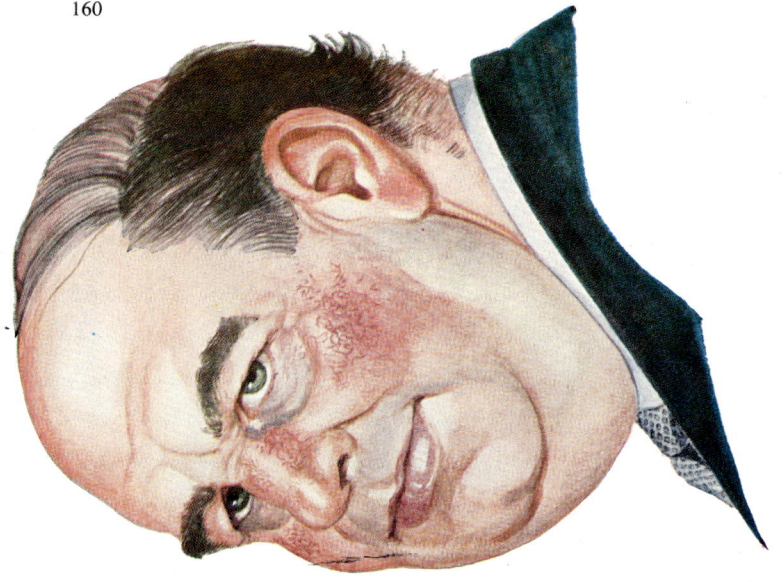

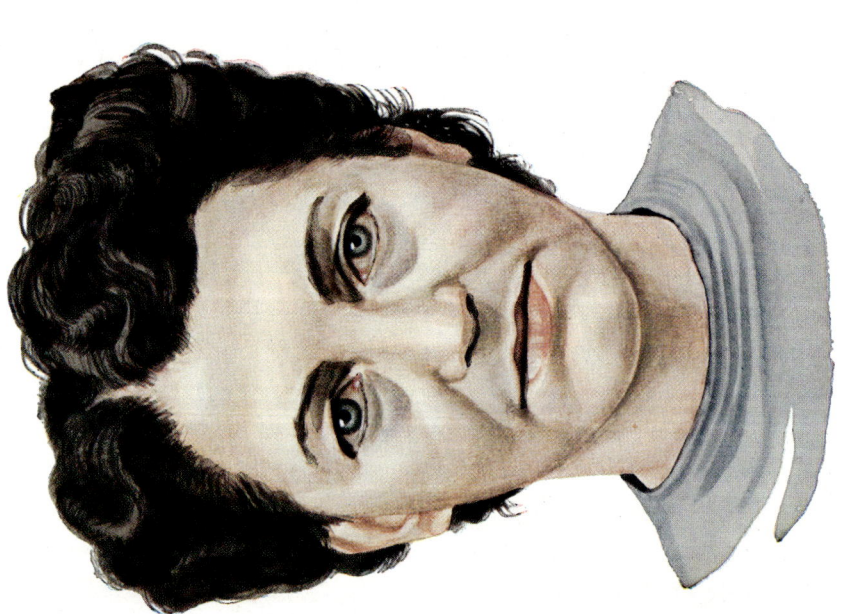

Abb. 11: Schmutzig graue Verfärbung bei chronischem Darmschaden, Darmträgheit, Selbstvergiftung vom Darm

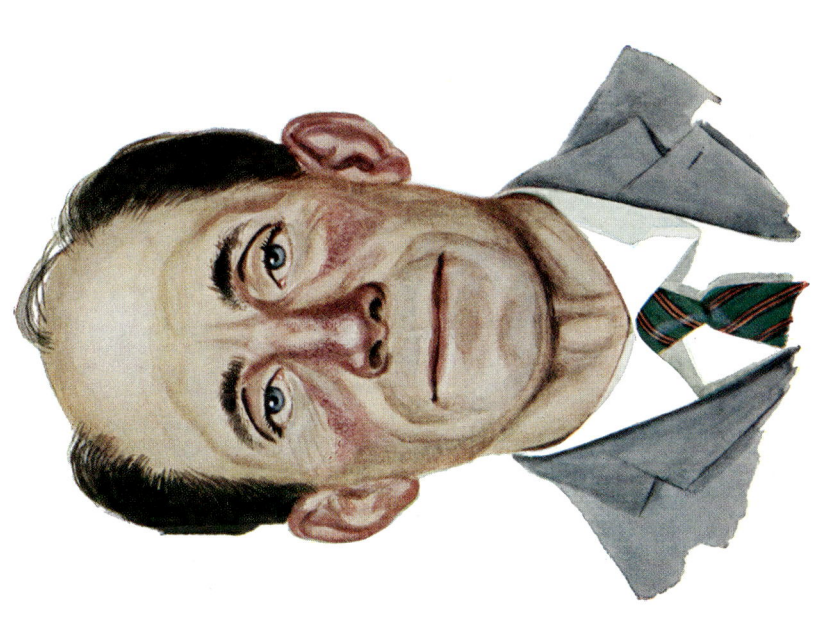

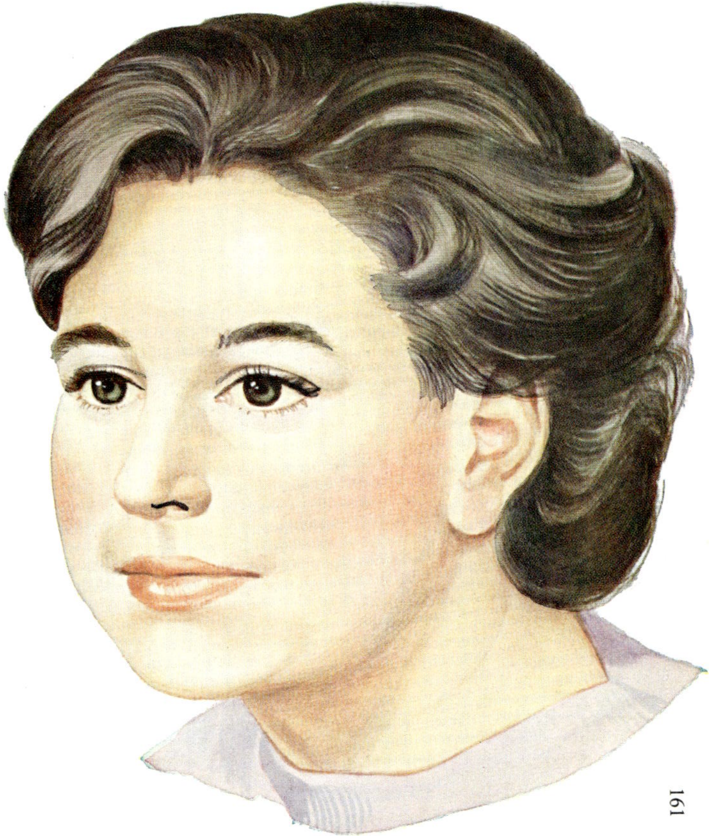

Abb. 14: Gelbtönung bei Leberschaden

Abb. 13: Blässe mit Blau-Rötung bei Vegetarier (Rohkostvergärung im Darm)

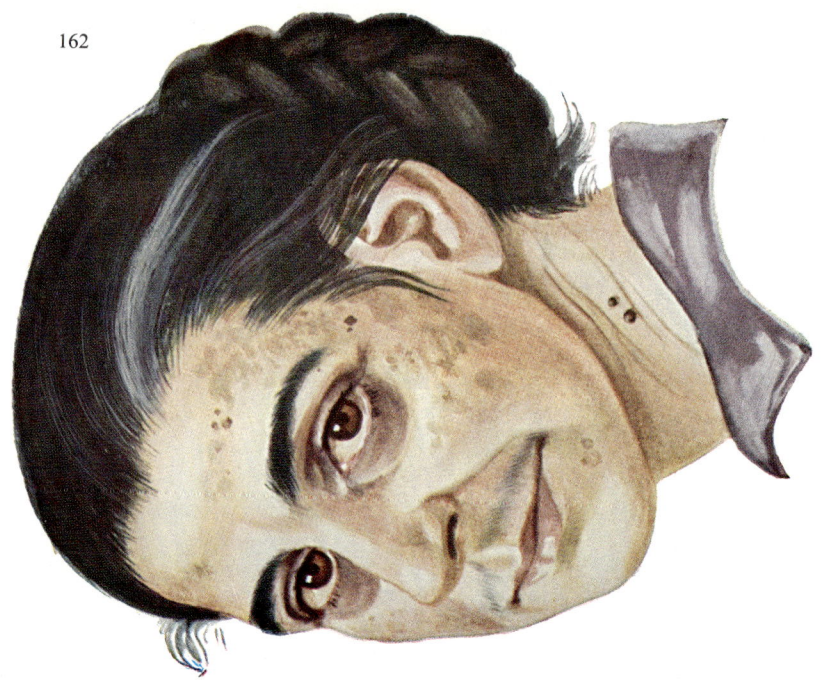

Abb. 16: Bräunlich-fleckig durch Verschlackung

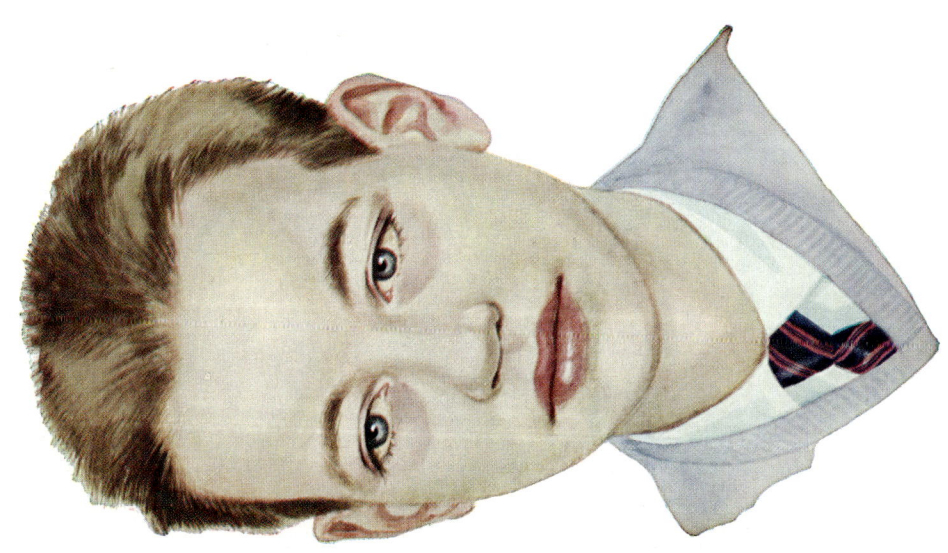

Abb. 15: Grünliche Verfärbung bei Selbstvergiftung vom Darm; Leberschaden, chronische Übermüdung, Virusinfektion

4. ROT-BLAUROTE VERFÄRBUNG

Rote bis hochrote Verfärbung, z. B. im Wangenbereich, wird allgemein als Zeichen besonders guter Gesundheit aufgefaßt. Tatsächlich handelt es sich jedoch schon um abnorme Erweiterung der Haargefäße, die mit verlangsamter Blutzirkulation und Ansteigen des Kohlensäurespiegels einhergeht. Je überladener das Blut mit Kohlensäure ist, desto dunkler ist seine Farbe. Daher schlägt hier das normale Rosa, besonders an Stellen der Kapillarerschlaffung, in das Hochrote, Blaurote oder gar Violette hinüber (siehe Abb. 12, S. 160!). Zwetschgenblaue Lippen sind ein Warnsymptom bei extremer Kohlensäureüberlastung durch schwere Lungen-, Herz-, Kreislaufschäden. Die rotblaurote Verfärbung wird verursacht:

a) toxisch: Nach F. X. Mayr bewirken Giftstoffe, die im Blute kreisen, zunächst einen Erregungszustand der Gefäßnerven. Dieser führt zur Verengung der Haargefäße (Kapillarspasmus) und damit zur Blässe. Hält die Gifteinwirkung länger an, so tritt Lähmung der Gefäßnerven ein, abnorme Erweiterung der Haargefäße mit Zirkulationsstauung und blaurote Verfärbung. Abb. 13 zeigt nebeneinander blasse und zu rote Gesichtspartien. Hier wirken Giftstoffe auf verschiedene vorgeschädigte Gefäßnerven ein, so daß die Stirn als Folge der Nervenerregung Blässe zeigt, während Nase, Wangen und Ohren bereits durch Gefäßnervenlähmung blaurot verfärbt sind. Letztere Stellen sind wegen ihrer exponierten Lage im Gesicht vermehrt den Einflüssen der Witterung preisgegeben, so daß sie führer in eine andere Reaktionslage geraten. Häufig sind an Nase und Wangen sogenannte Teleangiektasien festzustellen, Haargefäße, die als Folge extremer Erweiterung als kleine blaurote Äderchen mit verästeltem Verlauf in Erscheinung treten (= Lähmungszeichen der Kapillaren durch Gifte!).

Charakteristisch ist die Veränderung der Gesichtsfarbe beim Alkoholiker. Die ersten Jahre ist er meist blaß (toxischer Kapillarspasmus); dann kommen allmählich dunklere Aderzeichnungen (Teleangiektasien) hervor, die sich später vermehren und verdichten; es folgt Blaurotverfärbung von Nase, Wangen und

Ohren, bis schließlich das gänzlich blau-rot gedunsene Gesicht des Säufers auftritt.

Den grundsätzlich gleichen Verlauf der Gefäßschädigung zeigen alle anderen Gärungsgifte: Je mehr jemand an gärungsfreudiger Kost, wie Zucker und Süßigkeiten, Rohkost und unverdünnten Fruchtsäften genießt und je geringer seine Verdauungskraft ist, desto intensiver überfluten Gärgifte seine Säfte. Für den Organismus ist es aber gleichgültig, ob er durch Gifte aus Most, Wein und Spirituosen „für starke Männer" Schaden erleidet oder durch Gärgifte aus der Kost und aus Fruchtsäften. nach Dr. MAYR gleicht gerade der Bauch vieler Vegetarier und Gesundheitsfanatiker sowie aller Menschen, die sich emsig bemühen, möglichst große Vitamin- und Rohkostmengen zu verzehren, einem Maischebottich. In diesem bilden sich durch Speisenvergärung fuselartige Gifte, welche in die Säfte gelangen. Diese Gesundheitsbeflissenen, oft fanatische Alkoholgegner, „betrinken" sich unbewußt täglich mit den Gärgiften aus ihrem Darm und bekommen dann dieselben blau-roten Nasen und Ohren wie die Säufer (siehe Abb. 13, S. 161!).

Hierher gehören noch andere Verdauungsgeschädigte: Sie besitzen angeborenermaßen meist große Vitalität und essen zu viel. Daher zersetzt sich ihre Nahrung zu wesentlichen Anteilen im Darm. Dies bewirkt, daß ihre „überfütterten" Gewebe qualitativ schlecht ernährt, ja sogar qualitativ unterernährt sind, so daß sie ständig Hunger haben. Daher können diese Menschen fast andauernd essen und trinken; sie vertilgen zunehmend respektablere Mengen (siehe Abb. 12, S. 160!). Werden dann noch die auftretenden Warnsymptome des Körpers durch Gefräßigkeit und Willensschwache dauernd übertönt, dann ist es kein Wunder, wenn eines Tages eine Katastrophe, ein Herzinfarkt oder ein Schlaganfall diesem Mißbrauch ein jähes Ende bereitet.

Es sollte heute allgemein als Irrtum erkannt werden, wenn solche tragischen Ereignisse allein mit „Gottes unerforschlichem Ratschluß" begründet werden. Im Willen eines höheren Ratschlusses dürfte es gewiß nicht liegen, daß der Mensch sich durch Mißbrauch von Speise und Trank krank macht oder vorzeitig von dieser Welt verabschiedet. In der MAYR-KUR findet sich die wirksamste Waffe, solchen tragischen Überraschungen rechtzeitig zu begegnen.

b) anderwärtig: Auch mechanische Hindernisse, die den Rückfluß des Blutes zum Herzen beschränken und dadurch Stauungen verursachen, Kropf, Tumor, großer Gaskotbauch, schwere Herz-, Lungen-, Kreislaufschäden können Blaurotverfärbung erzeugen. Auch äußere Einflüsse, Wind, Wetter, Sonne, Frost. können als zusätzliche Schädigungsfaktoren mitwirken (Wettergesicht des See- und Landmannes).

5. GELBLICH-GRÜNLICHE VERFÄRBUNG

Sie wird verursacht:

a) toxisch: Jeder chronische Verdauungsschaden geht mit Streuung von Darmgiften in die Säfte einher. Das zwischengeschaltete Entgiftungsorgan Leber, wird dadurch in Mitleidenschaft gezogen. So kann es zusätzliche Gifteinwirkungen, Infektionen, Lebensmittelvergiftung, Alkohol, Kaffee, bestimmte Medikamente, nicht mehr verkraften: die Leberschädigung ist da. In extremen Fällen sehen wir meist intensive Gelb- oder Gelbgrünfärbung. Schon ein geringfügiger Gelbstich der Haut weist auf zumindest zeitweilig erhöhten Gallenfarbstoffspiegel im Blut hin. Das bedeutet fehlerhafte Leberfunktion. Diese muß aber keineswegs durch Alkoholmißbrauch verursacht sein, wie man heute irrtümlich fast allgemein glaubt. Viel häufiger spielt die Hauptrolle die Selbstvergiftung vom Darm, wie sie bei den verschiedenen alltäglichen Formen unzureichender Verdauung, der sog. Maldigestion, vom schwachen Magen, fehlerhafter Magen-Darmsaftproduktion, Fermentschwäche, bis zur Darmträgheit vorzukommen pflegt.

Paul DE KRUIF schreibt: „Sorgen Sie für Ihre Leber, und die Leber wird für Sie sorgen. Sie kann es, diese geheimnisvolle Drüse, denn sie ist die maßgebende Chemikerin Ihres Körpers. Mit ihrem Laboratorium bewirkt sie, daß Ihr Herz kräftig schlägt, daß Ihre Blutgefäße nicht durch Ablagerungen verengen, daß Ihre Verdauung gut, Ihre Muskulatur stark und Ihr

Denkvermögen auf der Höhe ist"[1]). Auch wenn vor 3000 Jahren die alten Assyrer sich mit „Möge sich Deine Leber glätten!" begrüßten, so weist dies darauf hin, welche Bedeutung schon die Alten diesem Verdauungsorgan beigemessen haben.

Abb. 14, S. 161, zeigt den charakteristischen Gelbstich beim Lebergeschädigten. Auch die Lederhaut des Auges und die Bauchdecke können auffallend gelbstichig werden. Jedoch können die laboratoriumsmäßig erhobenen Leberbefunde bei solchen Menschen noch durchaus „im Bereich der Norm" verbleiben, womit gesagt ist, daß normale Leberbefunde keineswegs immer leichtere Leberschädigungen ausschließen.

Wirken bei Leberschaden noch zusätzliche Gifte auf die Säfte ein, Bakterien, Viren, Übermüdungsgifte oder sonstige Schadensfaktoren, die gesteigerten Zerfall der roten Blutkörperchen hervorrufen, sog. chloroseartige Blutarmut, dann entsteht ein eigentümlicher g r ü n l i c h e r Farbton. Bei magen-, darm- und leberschwachen Jugendlichen, besonders nach verschleppten Erkältungskrankheiten und bei Schulüberforderung, aber auch bei Erwachsenen, ist dieser Farbton nicht selten anzutreffen. Er spricht für elenden Säftezustand (s. Abb. 15, S. 162!).

b) anderwärtig: vorwiegend mechanisch, durch Stein-, Narben-, oder Tumorverschluß der Gallenwege.

6. BRÄUNLICH-FLECKIGE VERFÄRBUNG

Bei sehr vielen Menschen treten im Laufe der Zeit, nach und nach zunehmend, braune Flecken in der Haut auf. Anfangs kaum wahrnehmbar, hellbraun, werden sie mit zunehmender Verschlackung immer brauner, dunkler, mitunter sogar fast schwarz. Teils sehen sie den Sommersprossen ähnlich, teils Muttermalen. Auch die sog. Leberflecken gehören dazu. Ihre Größe reicht von Stecknadelkopf- bis Erbsen- oder Bohnengröße, aber auch ganze Flächen können braun werden, z. B. unter weiblichen Brüsten, an Oberschenkeln innen, um die Genitalgegend, an Sitzbeinknorren, nach Insektenstichen.

---

[1]) DE KRUIF, P.: in „Das Beste aus Readers Digest". März 1958.

Kleine braune Flecken werden meist als Alterspigmentflek-
ken bezeichnet, obwohl sie schon oft bei Jugendlichen auftreten. Sie entstehen durch Ausscheidung von solchem „Stoffwech-
selgerümpel" über die Haut nach außen, das normalerweise
über andere Ausscheidungswege den Körper verläßt. Die Ursache für diese Umleitung liegt stets in einem Leistungsknick der
„zuständigen" Ausscheidungsorgane. Dieser läßt den Ballast-
stoffspiegel in den Säften derart ansteigen, daß — wohl oder
übel — ein Ausweg über die Haut erzwungen wird. Dabei dürfte es sich vor allem um Eiweißfäulnisprodukte wie Indikan u. a.
handeln. Über die Haut ausgeschieden, ergeben sie mit dem
Luftsauerstoff eine braune Farbreaktion. Auch Medikamenten-
bestandteile dürften derartige Befleckungen erzeugen.

Braune Ringe um die Augen sind häufig zu beobachten (s.
Abb. 16, S. 162!). In der fernöstlichen Naturheilkunde spricht
man nach OHSAWA hierbei von Nierenringen. Diese sollen durch
Ausscheidung von harnpflichtigen Stoffen über die Haut zustande kommen, da hier die Nieren nicht mehr in der Lage sein
sollen, das Blut ausreichend von diesen Stoffen zu reinigen.
Zweifellos sind die „Nierenringe" Kennzeichen einer erheblichen
Verschlackung! Genaue Betrachtung des eigenen Gesichtes und
der Handrücken läßt viele Menschen braune Flecken entdecken,
ja sogar solche, die sie vor kurzer Zeit noch nicht besessen haben. Dies spricht für zunehmende Verschlackung! Daß bei
wirksamer Blutreinigungskur sich diese Flecken aufhellen, ja z.
T. ganz verschwinden, ergibt sich von selbst aus den beschriebenen Zusammenhängen. Genauso verständlich ist, daß Zuneh-
men solcher Verfleckung als

Gebotstafel für eine bald durch-
zuführende Entschlackungskur

aufzufassen ist.

Braune Flecken können außerdem bei innersekretorischen
Störungen (bei Schwangerschaft) und bei seltenen Erkrankungen auftreten.

7. MISCHFORMEN

In der Regel treten die beschriebenen Formen der Hautverfärbung nicht allein für sich auf, sondern mehr oder weniger
gemeinsam, nebeneinander oder übereinander, wobei allerdings
häufig die eine oder andere Form deutlich überwiegt. Als
Mischformen können wir im selben Gesicht grau verfärbte
Schläfen, braune Fleckchen, blaurote Gefäßverästelungen und
blaßgelben Hof um den Mund oder andere Kennzeichen nebeneinander beobachten. Ein Blick in den Spiegel wird dem intelli-
genten Beobachter jedenfalls aufklärende Hinweise vermitteln.

Oberflächenzeichen der Haut

Die Oberfläche der gesunden Haut ist nach F. X. MAYR
samtartig, glatt, glänzend und rein. Abweichungen davon entstehen besonders oft durch schlechte Blut- und Säftebeschaffenheit. Zu diesen gehören die spröde, rissige, trockene, rauhe
oder schmutzig aussehende Haut, ebenso die Haut, die ohne ersichtlichen Anlaß feucht, ja sogar mit klebrigem Schweiß bedeckt ist. Letzteres ist auf toxischen Erregungszustand der
Schweißdrüsen zurückzuführen. Auch die eigentlichen Haut-
erkrankungen wie Akne, Ekzeme, Flechten und andere weisen
darauf hin, daß in den Säften Stoffe kreisen, die „von innen
nach außen schlagen", also Aus-schlag erzeugen.

Als Vergiftungsherd ist auch jede chronische seelische Fehl-
einstellung zum Leben oder seelische Dauerbelastung aufzufassen: Sie können das funktionelle Geschehen im Organismus derart aus dem Gleichgewicht bringen, daß Stoffwechselentgleisun-
gen mit Giftentstehung zustandekommen. Der Arzt spricht
dann oft von „vegetativer Dystonie", der Volksmund sagt aber
von dem, der sich kränkt und ärgert, er „giftet" sich oder „es
ist ihm etwas über die Leber gelaufen", oder „die Galle geht
ihm über", was besagt, daß das Entgiftungsorgan Leber mit seinem Anhang Gallenblase die Kränkungsfolgen besonders zu
spüren bekommt. Damit wird aber wieder die Weisheit des alt-
assyrischen Grußes unterstrichen: „Möge Deine Leber sich glätten!"

Die Spannkraft-Stadien der Haut

F. X. Mayr hat sieben unterschiedliche Stadien der Spannkraft der Haut beschrieben. Sie sind in der Ergänzungsbroschüre „Die Darmreinigung nach Dr. F. X. Mayr" besprochen und abgebildet. Ganz allgemein läßt sich dazu sagen: Je fester, praller und spannkräftiger die Haut noch ist, desto rascher werden durch die Säftereinigung Erfolge erzielt; je dünner, schlaffer und faltiger die Haut ist (Atrophie), desto mehr Geduld ist von Nöten, da hier bereits länger bestehende chronischere Schäden vorzuliegen pflegen.

Die Haare

Das menschliche Kopfhaar ist nach F. X. Mayr bei gesunden Säften seidig glänzend, elastisch und anschmiegsam.

Der Zustand des Haares hängt ab:

1. von der Güte der Haarernährung, die von den Säften besorgt wird und
2. von der Güte des Haaröls, welches die Talgdrüsen liefern.

Enthält das Blut abnorme Beimengungen, dann erfährt das Haaröl entsprechende Veränderungen seiner stofflichen Zusammensetzung. Es wird dickflüssiger und klebriger. Die Haare werden dadurch fettig, Staub- und Rußteile der Luft bleiben darin kleben und verursachen ein so schmutziges Aussehen, daß die Haare öfters gewaschen werden müssen. (1. Schädigungsstadium.) Besonders darmkranke Frauen klagen häufig über dieses Übel.

Bleibt der Säftezustand anhaltend schlecht, dann versiegt die Haarölproduktion immer mehr, das Haar wird trockener und spröder (toxischer Lähmungszustand der Haardrüsen). Darüber hinaus gestaltet sich die Ernährung des Haares quantitativ und qualitativ immer unzureichender, so daß ein glanzloses, mattes, struppigsprödes, trockenes Haar entsteht, welches leicht schuppt, dünner wird, bald abbricht oder ausfällt. (2. Schädiungsstadium.) F. X. Mayr hat diese Zusammenhänge in seinem Buch „Schönheit und Verdauung"[1]) beschrieben.

---

[1]) Mayr, F. X.: Schönheit und Verdauung. Verlag Neues Leben, Goisern (Österreich) 1954.

Fingernägelzeichen

Gesunde Nägel sind kräftig, elastisch, glatt, glänzend, gut gewölbt, zeigen ausgeprägte weiße Monde und ansonsten wegen des durchschimmernden Blutes gleichmäßige Rosafärbung. Die Beschaffenheit der Nägel läßt diagnostische Rückschlüsse zu. So kann die Stärke der Nägel auf den Zustand der Knochen hinweisen.

Kräftige, biegsame, elastische Nägel sprechen für kräftige, gesunde Knochen; dünne Nägel, biegsam wie Zelluloid oder Papier, oder leicht einreißende, abbrechende oder brüchige, spröde Nägel deuten auf schwache oder brüchige, spröde Knochen hin, denn: Ist das Blut zu arm an geeignetem Material zur Bildung einer normalen Nagelmasse, dann fehlt es ihm auch an knochenbildenden Substanzen. Die beschriebenen Nägel sprechen für Mangel an Kalk oder anderen Aufbaustoffen (Fehlernährung oder Resorptionsstörung durch geschädigten Verdauungsapparat).

Blasse Nägel sind Kennzeichen für Blutarmut.

Nägel mit blassem Feld (anämische Zone), das sind Nägel mit Normalfarbe, die bei leichtem Strecken der Finger in ihrer Mitte ein blasses Feld erkennen lassen, sprechen für mangelhaften Blutzustand, für toxisch bedingten Kapillarspasmus (Erregungszustand der Gefäßnerven), welcher das blasse Feld hervorruft. Sehr häufig!

Hochrote bis blaurote Nägel sind durch Blutüberfüllung des Nagelbettes, durch Kapillarerschlaffung (Lähmungszustand der Gefäßnerven) verursacht. Bei „vollblütigen Menschen mit Heftigkeitsneigung" häufig sehr ausgeprägt, zeigt sich diese Veränderung häufiger als:

Zarte blaurote Tönung der Nagelfarbe. Sie spricht für Kohlensäureüberladung, Sauerstoffmangel des Blutes, Kreislaufschwäche. Ein blaurötlich getönter Mund weist ebenfalls auf Schwäche der Kreislaufmotoren (Herz usw.) hin.

Längsriffelung und Querriffelung zeigt gröbere Ernährungsstörungen des Nagels auf, meist bedingt durch mangelhaften Blutzustand, verursacht durch Verdauungsschäden. Nach

ISSBERNER-HALDANE[1])verraten Längslinien Darmerschlaffung, während wellige Querrillen (Berge und Täler) durch Unreinigkeiten im Blut und Ausscheidung von Schlacken in die Nagelsubstanz bedingt sind.

Weiße Flecken oder Punkte (sog. Glückszeichen) entstehen durch Hohlraumbildung bei gestörtem Nagelwachstum als Folge von Stoffwechselstörungen sowie durch Ausscheidung von Unreinigkeiten.

Sonderformen von Trommelschläger- bis Suppenlöffelnägel kommen bei bestimmten seltenen Erkrankungen vor, wie bei manchen schweren Herzfehlern, Bronchialleiden (Bronchiektasien) u. a.

Besonders lehrreich ist die Beobachtung der Nagelfarbe bei anämischen Zonen und bei zart blauroten Tönungen. Diese verändern sich häufig, entsprechend dem jeweiligen Zustand des Blutes. Oft genügt eine kleine Wanderung, um die Blutbeschaffenheit zu verbessern. Ein Blick auf die Fingernägel läßt dies ebenso ablesen wie eine Verschlechterung des Blutzustandes, welche z. B. als Folge von Übermüdung, Nikotinmißbrauch usw. aufgetreten ist.

Zungenzeichen

Die gesunde Zunge ist gleichmäßig rot, in der Farbe des Blutes, ohne Belag und feuchtglänzend.

Zungenbelag entsteht, wenn der Speichel als Reinigungssaft des Blutes mehr an Giftstoffen enthält als dies normalerweise der Fall sein sollte. Da beständig ein Teil der Flüssigkeit des Speichels verdunstet, vor allem über Nacht, gar wenn mit offenem Mund geatmet wird, schlagen sich organische Bestandteile, welche als Folge der gesteigerten Säftereinigung vermehrt in den Speichel gelangt sind, nieder und überziehen die Oberfläche von Schleimhaut, Zähnen und Zunge als Belag. Die Stärke dieses Belages weist auf die Intensität der Säftereinigung über den Speichel hin. Der Zungen- und Mundhöhlenbelag wird leicht zum Nährboden für verschiedene Bakterien und spielt da-

---

[1]) ISSBERNER-HALDANE, E.: *Die medizinische Hand- und Nageldiagnostik.* Falken-Verlag, Berlin.

her bei der Entstehung von Zahnfäule (Karies) und Erkrankungen der Mundhöhle und Mandeln eine maßgebliche Rolle.

Fehlender Zungenbelag allein darf aber keineswegs immer als Zeichen eines guten Säftezustandes gewertet werden. Bei langwährender Säfteverderbnis können die Speicheldrüsen verkümmern und die Speichelproduktion derart versiegen, daß der Speichel für die Säftereinigung ausfällt. In diesen Fällen entsteht trotz schlechten Säftezustandes kein Zungenbelag.

Besonders häßlicher, dicker Zungenbelag spricht für ausgeprägte Säfteverunreinigung, besonders bei schweren Magen-Darm-Krankheiten. Tritt solcher Belag jedoch im Verlaufe einer Blutreinigungskur auf, dann stellt dies kein Zeichen für Verschlechterung des Zustandes dar, sondern beweist erfolgreiche innere Reinigung. Dieser Belag verschwindet später wieder.

Eine trockene Zunge, gar wenn sie mit dickem, weißem und trockenem Belag versehen ist, spricht für schwere akute Prozesse im Bauchraum, wie schwere akute Magenentzündung, Bauchfellentzündung und hochgradigen Vergiftungszustand.

Zahneindrücke an der Zunge sprechen für Zungenödem, Quellungszustand der Zunge, meist bedingt durch mangelhaften Säfte- und Kreislaufzustand.

Außer diesen Erscheinungen gibt es zahlreiche andere Zungensymptome wie:

die „Himbeerzunge" bei Scharlach, die „Erdbeerzunge" bei Influenza, die „schwarze Zunge" bei Verhornung der Zungenpapillen, die glatte, düsterrote „HUNTERsche Zunge" bei perniziöser Anämie, die Landkartenzunge (wahrscheinlich bei bestimmten Leberschäden) und die hochrote, vielfach zerrissene und zerklüftete Zunge, die von manchen als Ausdruck allgemeiner Übersäuerung aufgefaßt wird.

Gerüche

Auf die diagnostische Bedeutung der Gerüche wurde schon mehrfach hingewiesen. Hier sei zusammengefaßt: „Krankheit ist Gestank, Gesundheit ist Wohlgeruch."

Die Richtigkeit dieses Ausspruches können vor allem jene bestätigen, die einmal Fasten- oder Darmreinigungskuren am eigenen Leibe erlebt haben. Gerade hierbei können alle Körperausscheidungen durch Abgang des vielfach zersetzten „Stoffwechselgerümpels" vorübergehend übel riechen, was vor allem von den Darmausscheidungen gilt.

Auch außerhalb einer säftereinigenden Behandlung läßt der Geruch der Ausatmungsluft, des Schweißes, des Harnes, Stuhles, der Menses usw. Rückschlüsse auf den Zustand der Säfte zu. Nach gelungener innerer Reinigung verlieren diese Ausscheidungen das Krankhafte und Abstoßende ihres Geruches, es tritt wieder der frische Wohlgeruch des Gesunden auf.

Zusammenfassung

Die Gesundheit des Organismus, seiner Zellen und Organe hängt weitgehend vom Zustand seines Blutes und seiner übrigen Säfte ab.

Daher heißt es auch:

Du bist so jung und so gesund, wie es dein Blut und deine Körpersäfte sind!

Die Qualität von Blut und Säften richtet sich nach der Beschaffenheit der Verdauungsvorgänge, wie sich die Qualität des Trinkwassers nach der Beschaffenheit des Waldbodens und Grundwassers richtet.

Daher heißt es auch:

Wie der Darmsaft beschaffen ist, so ist das Blut, und wie das Blut beschaffen ist, so ist das Fleisch (Gewebe).

Fehlerhafte Ernährungsweise (zu viel, zu oft, zu schlampig usw. gegessen) schädigt den Verdauungsapparat und verschlechtert den Zustand aller Säfte.

Ungesunde Gewohnheiten und sonstige Fehler vermindern ebenfalls die Qualität der Säfte und treiben den Menschen langsam aber sicher dem Krankheitsausbruch entgegen.

Krankheiten sind Giftabwehrkämpfe des Organismus, Versuche der Natur, schädliche Stoffe auszuscheiden oder zu vernichten.

Jeder Mensch, auch wenn er sich gesund wähnt, benötigt regelmäßige Regneration seines Organismus. Vorbeugen ist besser als heilen!

Einem großen Teil der halbkranken und kranken Menschen wäre entscheidend zu helfen, würden sie sich nicht auf Medikamente allein verlassen. Besser wäre es:

Gesundheitsstörende Fehler abzustellen! (Kräfteraubbau, Übermüdung, Nikotin, Coffein, Alkohol usw.)

Neuordnung der Ernährungsweise durchzuführen! (Eßkultur, Regelung der Mahlzeiten usw.)

Neuordnung der Lebensweise herzustellen! (Geordneter Zeitplan, Regelmäßigkeit, frühes Schlafengehen usw.)

Gesundheitserhaltende Körperpflege zu betreiben! (Anwendung von Luft, Wasser, Bewegung usw.)

In regelmäßigen Abständen eine Blut- und Säftereinigungskur, wie MAYR-KUR oder MILDE ABLEITUNGSKUR, **durchzuführen!**

Möge das vorliegende Buch dazu beitragen, vielen Suchenden die Grundgesetze echter Gesundung nahezubringen und sie durch erfolgreiche praktische Anwendung einer höheren Gesundheit entgegenzuführen!

* *

*

Anschrift des Verfassers:

Dr. med. Erich Rauch
Chefarzt
Gesundheitszentrum
Golfhotel am Wörthersee
A-9082 Maria Wörth-Dellach

Vorbeugen und heilen ...

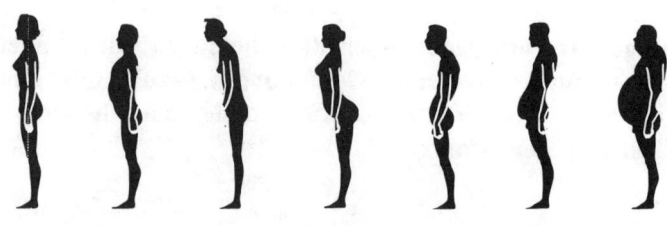

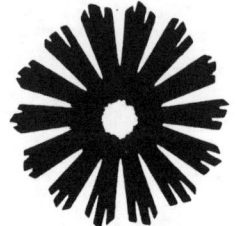

... mit den
Büchern von
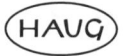 Dr. med. Erich Rauch

Die Darm-Reinigung
nach Dr. med. F. X. Mayr
Von Medizinalrat Dr. Erich Rauch

109 Seiten, 21 Abbildungen, 2 Tabellen
kart. mit mehrfarb. Umschlag

Die F. X. Mayr-Kur
... und danach gesünder leben
Von Medizinalrat Dr. Erich Rauch

140 Seiten, 20 Abbildungen, 6 Tabellen
kart. mit mehrfarb. Umschlag

Milde Ableitungs-Diät
Kochrezepte der „Milden Ableitungskur"
Richtlinien für gesündere Ernährung
Von Medizinalrat Dr. Erich Rauch und Dipl.-Diät-Küchenmeister Peter Mayr

230 Seiten, 8 Abbildungen, geb. mit mehrfarb. Umschlag

Diagnostik nach F. X. Mayr
Kriterien des Krankheitsvorfeldes, der Gesundheit und Krankheit
Von Medizinalrat Dr. Erich Rauch

151 Seiten, 38 Abbildungen, 13 Fotoabbildungen
kart. mit 2farb. Umschlag

Autosuggestion und Heilung
Die innere Selbst-Mithilfe
Von Medizinalrat Dr. Erich Rauch

213 Seiten, mit 6 verschiedenfarbigen Suggestionskärtchen,
geb. mit mehrfarb. Umschlag

Anleitung zur Autosuggestion
10 Selbsthilfe-Übungen
Von Medizinalrat Dr. Erich Rauch

48 Seiten, kart. mit mehrfarb. Umschlag

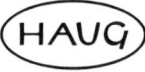